U0221428

掌中宝系列

艾灸温阳祛病

掌中查

臧俊岐 / 主编

CIS K 湖南科学技术出版社

图书在版编目（CIP）数据

艾灸温阳祛病掌中查/臧俊岐主编.--长沙:湖南科学技术出版社,2017.9
（掌中宝系列）
ISBN 978-7-5357-9238-9

Ⅰ.①艾… Ⅱ.①臧… Ⅲ.①艾灸 Ⅳ.①R245.81

中国版本图书馆CIP数据核字(2017)第076380号

AIJIU WENYANG QUBING ZHANGZHONGCHA

艾灸温阳祛病掌中查

主　　编	臧俊岐
责任编辑	何　苗　王跃军
文案统筹	深圳市金版文化发展股份有限公司
摄影摄像	深圳市金版文化发展股份有限公司
出版发行	湖南科学技术出版社
社　　址	长沙市湘雅路276号
	http://www.hnstp.com

湖南科学技术出版社天猫旗舰店网址:
　　　　　http://hnkjcbs.tmall.com

印　　刷	深圳市雅佳图印刷有限公司
	（印装质量问题请直接与本厂联系）
厂　　址	深圳市龙岗区坂田大发路29号C栋1楼
版　　次	2017年9月第1版第1次
开　　本	890mm×1240mm　1/64
印　　张	4.5
书　　号	ISBN 978-7-5357-9238-9
定　　价	24.80元

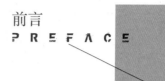

前言
PREFACE

　　我们常说虚则寒，寒则湿，湿则瘀，瘀则瘤，瘤则癌。若体内气血不运行，气摄不住血，就会在全身产生凝固状态。我们的身体也有四季，并不是一直都温暖如春，在四季变化的运转过程中身体会出现一些毛病，这时就要用艾灸来祛邪扶正。

　　为什么会有那么多人用艾灸祛病疗疾呢？这是因为艾灸可以提升元气、培元固本。人为什么会生病呢？这是因为身体的元气丧失，或者是元气在疾病的攻击下不能很好地履行自己的防护职责。艾灸能推动气血运行，尽快修复元气，疾病就会慢慢地消失。

　　近年来，越来越多的人愿意花费时间和精力来学习和实践养生方法，尤其是绿色疗法，比如艾灸。本书介绍了艾灸的基础知识，阐明了现代人的疾病根源，以此基础发散，列举了脏腑的养生保健方法及生活中时常碰到的各类病症的特效艾灸疗法，并附上高清的取穴图及操作图，加上特有的二维码视频，边看边学，告别无趣。

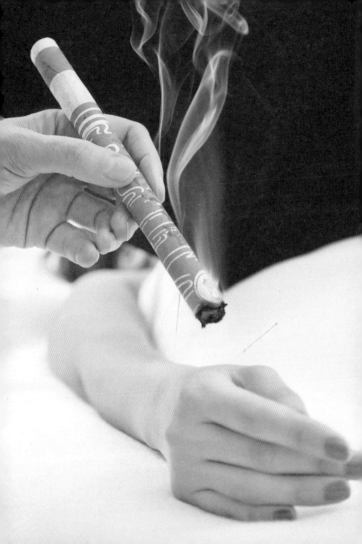

目录
CONTENTS

PART 1

应手而愈，认识神奇艾灸

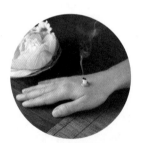

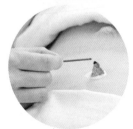

PART 2
养护有秘诀，"艾"保健康

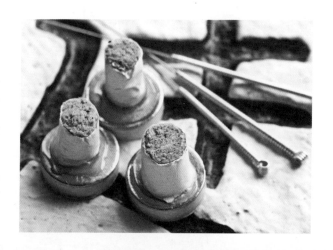

PART 3

常灸经穴，好好养护不生病

PART 4

养生保健灸，通体皆舒畅

PART 5

不可忽视亚健康，"灸"正状态

PART 6

灸走小病痛，根除大隐患

PART 7

有"艾"更健康，灸一灸更"性"福

PART

慢性病从细节做起，小艾灸，大疗效

PART 9

筋骨疼痛不可怕，用"艾"筑起健康屏障

PART 10

五官、皮肤灸，灸出健康好气色

11

灸一灸，撑起孩子"艾"的保护伞

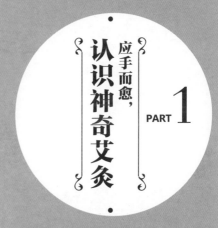

应手而愈，
认识神奇艾灸

PART 1

《扁鹊心书·须识扶阳》说："人于无病时，常灸关元、气海、命门、中脘，虽未得长生，亦可保百余年寿矣。"艾灸用于保健祛病有着悠久的历史，因其安全有效、绿色健康、简单易学、成本低廉，越来越受现代人的推崇。那艾灸到底有哪些神奇之处呢？翻开本章，一起走进艾灸的基础课堂，揭开艾灸的神秘面纱。

艾灸——最古老的中医疗法

艾灸是一种独立的保健治疗方法，起源于中国原始社会，用于健身、防病、治病，在我国已有数千年的历史，早在春秋战国时期，人们已经开始广泛使用艾灸法，如《庄子》中有"越人熏之以艾"，《孟子》中也有"七年之疾，当求三年之艾"的记载。

艾灸是以有"长寿之草"之称的艾草作为主要原料的中医疗法，将艾叶制作成艾绒和艾条，然后在选定的穴位上用各种不同的方法燃烧。艾灸通过对人体的穴位施灸，产生温热刺激作用，可以改善人体的气血循行、舒经通络、调节脏腑功能，从而达到防病治病、长寿保健的作用。其适应范围非常广泛，常用于内科、外科、妇科、儿科、五官科等疾病的治疗。

艾灸在我国已有数千年的历史，作为一种"自然疗法"备受当今医学推崇，不仅操作方法简单，并且安全可靠、适用范围广泛、疗效奇特、无毒副作用、经济实惠。灸足三里、中脘、命门、气海、关元可使人胃气盛、阳气足、精血充，从而加强身体抵抗力，病邪难犯，具有防病保健之功效。在现代，灸疗已经成为重要的养生保健方法之一。

艾灸的特点及功能

艾灸产生于我国远古时代，具有神奇的祛病养生保健的作用，不仅能够治百病，并且能够预防疾病，延年益寿。艾灸的治疗原理由两方面构成。

一是艾灸通过艾绒的燃烧产生热量刺激人体体表的穴位，通过经络、神经、体液的传导，以激发和调动人体内的抗病能力，起到扶正祛邪、平衡阴阳、疏通经络的功效，从而达到治疗和预防疾病的效果。而中医认为，人之所以会生病，就是因为阴阳失调，经络不通，"通则不痛，痛则不通"的中医原理已被广泛熟知。而艾燃烧的生成物可附着在穴位皮肤上，通过艾灸产生的热力渗透进体内，产生药效，达到保健养生、防病治病的目的。

二是艾灸的温热刺激作用。人是一个整体，五脏六腑、四肢百骸是互相协调的，这种协调关系主要就是靠中医常说的经络而贯通，而艾灸的温热刺激能够改善局部血液循环和淋巴循环，加速细胞的新陈代谢，促进炎症的消失，修复人体受损组织，使肌肉和神经功能与结构恢复正常，从而达到治病防病的目的。

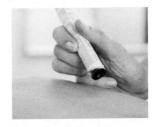

艾灸的材料及制作

⊙ 认识艾草

艾灸最主要的材料就是艾草，有"药草中的钻石"之称，属于菊科植物，别名香艾、蕲艾、艾蒿、医草等。多年生草本或略成半灌木状，植株有浓烈香气。艾草在生活中有食用、饮用、浸泡、清洁等广泛用途，因此还有"神仙草"的美誉。

艾叶的气味芳香，味辛、微苦，性温热，具有纯阳之性，能够理气血、温经脉、逐寒湿、止腹痛，为妇科要药。同时艾叶能够捣绒，制成艾条、艾炷，外灸能够散寒止痛、行气活血。

《本草纲目》记载：艾以叶入药，性温、味苦、无毒，属纯阳之性，通十二经，具回阳，理气血，逐湿寒，止血安胎等功效，亦常用于针灸，故又被称为"医草"，能够除百病。因此，用艾叶做施灸材料，有通经活络、祛除阴寒、消肿散结、回阳救逆等作用。

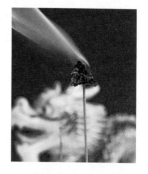

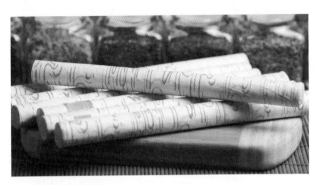

⊙ 巧选艾条

艾条质量的优劣直接影响着施灸的效果，因此我们在选用艾条的时候，一定要注意选购质量好的艾条，而艾条的选择简单来说就是一捏、二看、三闻。一般从艾条的形、火、绒三个方面选购。

形：优质艾条整体挺拔结实、不松软，气味芳香；劣质艾条则质地松软，杂质含量较多，甚至有刺激气味。

火：好的艾条火力柔和不刚烈，弹掉艾灰，看上去是红透的样子。而普通的艾条，冒出的烟发黑，着火的过程中火力不均匀，有刺激性气味。

绒：艾条中的艾绒以柔软细腻为佳，如果里面有较多的秸秆或者是其他的杂质就不好了，另外也可从中选出一小撮，用拇指、示指和中指捏起一撮，能成形则质优。

⊙ 选择艾绒的要点

艾灸用品最担心的就是艾绒的质量问题，市场上的艾绒品质差异大，选购者可从年份、纯度、燃烧三个方面来辨别优劣艾绒。

首先，艾绒的质量与艾叶的年数有关，通常陈年艾的艾绒比较好。在实际操作中，陈艾的火力温和而润，穿透力强且不燥烈，灸后效果显著，而普通的新艾制品则效果明显不足。

辨别艾绒的年数，一是闻气味，陈艾制作的艾绒气味不强烈，而新艾制作的艾绒气味很浓，比较刺鼻。二是看色泽，陈艾做的艾绒颜色发黄，纯度越高就越黄，而新艾制作的艾绒则黄中夹杂浅绿。

其次，艾绒的质量与纯度有关，所谓纯度就是指艾绒在加工过程中，艾叶基础原料和最终成品艾绒的比例。通常搭配比例在3∶1到4∶1之间，越纯的艾绒颜色越是金黄，绒细如丝。

最后，艾绒的优劣与燃烧的情况有关。好的艾绒燃烧时冒出的烟比较淡白，不浓烈，气味香，不刺鼻，而普通的艾条，冒出的烟发黑，着火的过程中火力也不均匀，并且有响声，这与里面的杂质有关。

施灸的体位、顺序、强度、时间

⊙ 施灸的体位

艾灸时，受术者的体位正确与否与治疗效果有着密切的联系，应根据不同部位、不同疾病选择合适的体位，才能够达到治疗的效果。

1.仰卧位：受术者自然平躺于床上，上肢放平，下肢自然放松或微屈，全身放松，充分暴露施灸部位。此体位一般用于面部、颈部、胸部、腹部、上肢掌侧、下肢前侧和手足背等穴位的艾灸治疗。

2.侧卧位：受术者自然侧卧于床，双下肢屈曲，前臂下可垫以软枕，充分暴露施灸部位。此体位一般用于头面部两侧和胸腹两侧部位的穴位艾灸治疗。

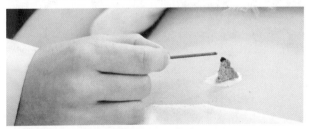

3. 俯卧位：受术者自然俯卧床上，胸前可垫软枕，踝关节也可垫软枕，充分暴露施灸部位。此体位一般用于后头、后颈、肩部、背部、腰部、骶部、臀部、下肢后侧和足底部等穴位的艾灸治疗。

⊙ 施灸的顺序

人体是一个有机的整体，各个脏器之间互有联系，因此进行艾灸的时候，除了要有合适的体位外，同时施灸者还须要遵循一定的顺序进行施灸，才能够提高艾灸的效果。一般施灸的顺序为：先阳后阴，先脊背后胸腹，先上后下，先灸头后灸四肢，先少后多，先小后大，大小多少即艾炷的大小和多少。在施灸的过程中还应结合病情，不必拘泥于此顺序。

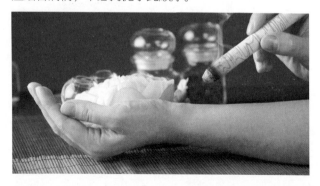

⊙ 施灸的强度

施灸的强度很有讲究，需要施灸者不断地研究和摸索，要在艾灸中掌握用量，切忌生搬硬套，毕竟病有轻重，体有强弱，人有大小之分，因此施灸的强度大致分为强、中、弱三种。

强刺激：其艾炷为大炷，捻成硬丸，12～15壮。

中刺激：其艾炷为中炷，捻成中等硬丸，7～10壮。

弱刺激：其艾炷为小炷，宜松软而不紧结，3～5壮。

⊙ 施灸的时间

一般来说艾灸的时间不是固定不变的，什么时间都可以灸，饭前饭后，早晚皆可，但饭前不要太饿，饭后不要太饱，进餐后半个小时至一个小时就可以施灸。

如果是按疗程，前三次最好每日连续施灸，每个穴位15～20分钟，以后隔日一灸，10天为一个疗程。小孩和老人艾灸的时间要短些。

中医讲究"不治已病治未病"的理念，而艾灸的治疗也讲究节气灸，因为在节气的时候人体内阴阳交替，此时进行艾灸治疗能够起到事半功倍的效果。而最具代表的就是"冬病夏治"的"三伏灸"。

常用的简便取穴方法

⊙ 手指同身寸定位法

手指同身寸量取穴法是指以患者本人的手指为标准度量取穴，是临床取穴定位常用的方法之一。这里所说的"寸"，与一般尺制度量单位的"寸"是有区别的，是用被取穴者的手指做尺子测量的。由于人有高矮胖瘦之分，不同的人用手指测量到的一寸也不等长。因此，测量穴位时要用被测量者的手指作为参照物，才能准确地找到穴位。

拇指同身寸：拇指指间关节的横向宽度为1寸。

中指同身寸：中指中节屈曲，内侧两端纹头之间作为1寸。

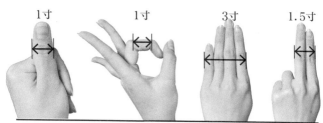

常用取穴同身寸示意图

横指同身寸：又称"一夫法"，指的是示指、中指、无名指、小指并拢，以中指近端指间关节横纹为准，四指横向宽度为3寸。

另外，示指和中指二指指腹横宽（又称"二横指"）为1.5寸。示指、中指和无名指三指指腹横宽（又称"三横指"）为2寸。

⊙ 体表标志定位法

固定标志：常见判别穴位的标志有眉毛、乳头、指甲、趾甲、脚踝等。如：神阙位于腹部脐中央；膻中位于两乳头中间。

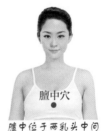

膻中位于两乳头中间

动作标志：须要做出相应的动作姿势才能显现的标志，如张口取耳屏前凹陷处，即为听宫穴。

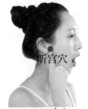

张口取听宫

⊙ 骨度分寸定位法

此法始见于《灵枢·骨度》篇，它是将人体的各个部位分别规定其折算长度，作为量取腧穴的标准。如前后发际间为12寸；两乳间为8寸；胸骨体下缘至脐中为8寸；耳后两乳突（完骨）之间为9寸；肩胛骨内缘至背正中线为3寸；肩峰缘至背正中线为8寸；腋前（后）横纹至肘横纹为9寸；肘横纹至腕横纹为12寸；股骨大粗隆（大转子）至膝中为19寸；膝中至外踝尖为16寸。

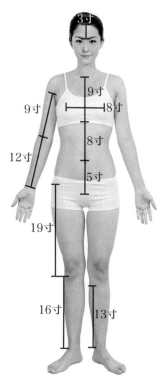

常用骨度分寸示意图

部位	起止	寸数	量法
头部	前发际到后发际	12	直
	耳后两乳突之间	9	横
	眉心到前发际	3	直
胸腹部	天突穴到剑突处	9	直
	剑突到肚脐	8	直
	脐中到耻骨联合部	5	直
	两乳头之间	8	横
侧身部	腋窝下到季胁	12	直
	季胁下到髀枢	9	直
上肢部	腋前纹头到肘横纹	9	直
	肘横纹到腕横纹	12	直
下肢部	耻骨联合处到股骨下端内侧髁	18	直
	胫骨下端内侧髁到内踝尖	13	直
	髀枢到外膝眼	19	直
	外膝眼到外踝尖	16	直

常用骨度分寸尺度表

⊙ 感知找穴法

身体感到不适，用手指压一压，捏一捏，摸一摸，如果有痛感、硬结、痒等感觉，或与周围皮肤有温度差如发凉、发烫，或皮肤出现黑痣、斑点，那么这个地方就是所要找的穴位。感觉疼痛的部位，或者按压时有酸、麻、胀、痛等感觉的部位，可以作为阿是穴进行治疗。阿是穴一般在病变部位附近，也可在距离病变部位较远的地方。

6大常规艾灸疗法各显神通

艾灸疗法经过历代医家经验的积累，其种类和灸法有了很大的变化。艾灸的操作一般都较为简单，常用的方法有温和灸、雀啄灸、回旋灸、隔姜灸、隔盐灸、隔蒜灸。患者可根据自身的具体情况选择最适合自己的方法。

温和灸

施灸者手持点燃的艾条，对准施灸部位，在距皮肤3厘米左右的高度进行固定熏灸，使施灸部位温热而不灼痛，一般每处须灸5分钟左右。温和灸时，在距离上要由远渐近，以患者自觉能够承受为度，而当对小儿施行温和灸时，则应以小儿不会因疼痛而哭闹为度。本法有温经散寒、活血散结等作用，对于神志不清、局部知觉减退的患者及小儿施灸时，术者可将另一只手的食、中两指分置于施灸部位两侧，通过术者的手指感觉局部皮肤的受热程度，以便调节施灸距离，防止烫伤。

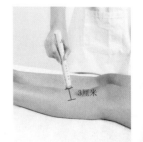

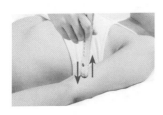

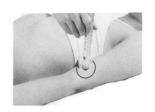

雀啄灸

施灸者手持点燃的艾条，在施灸穴位皮肤的上方约3厘米处，如鸟雀啄食一样做一上一下的活动熏灸，而不固定于一定的高度，一般每处熏灸3～5分钟。本法多用于昏厥急救及小儿疾病，作用上偏于泻法。注意向下活动时，不可使艾条触及皮肤，及时掸除烧完的灰烬，此外还应注意艾条移动速度不要过快或过慢，过快则达不到目的，过慢易造成局部灼伤及刺激不均，影响疗效。

回旋灸

施灸者手持燃着的艾条，在施灸部位的上方约3厘米高度，根据病变部位的形状做速度适宜的上下、左右往复移动或反复旋转熏灸，使局部3厘米范围内的皮肤温热而不灼痛。适用于呈线状或片状分布的风湿痹痛、神经麻痹等范围稍大的病症。

隔姜灸

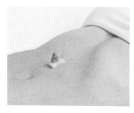

用厚约0.3厘米的生姜一片，在中心处用针穿刺数孔，上置艾炷放在穴位上施灸，病人感觉灼热不可忍受时，可用镊子将姜片向上提起，衬一些纸片或干棉花，放下再灸，或用镊子将姜片提举稍离皮肤，灼热感缓解后重新放下再灸，直到局部皮肤潮红为止。

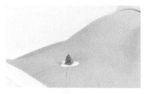

隔盐灸

用于脐窝部（神阙穴）施灸。操作时用食盐填平脐孔，再放上艾炷施灸。若患者脐部凸起，可用水调面粉，搓成条状围在脐周，再将食盐放入面圈内施灸。

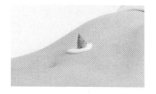

隔蒜灸

取新鲜独头大蒜，切成厚约0.3厘米的蒜片，用细针于中间穿刺数孔，放于穴位或患处，上置艾炷点燃施灸。艾炷如黄豆大，每灸4～5壮更换蒜片，每穴1次灸足7壮。

艾灸的适宜病症与相关禁忌

⊙ 艾灸适应证

　　艾灸适用于治疗体表及脏腑病症，亦适用于各种虚寒证，也可治疗某些实热证，还可治疗慢性病和急性病，例如感冒、哮喘、咳嗽、支气管炎、颈椎病、偏头痛、肩周炎、坐骨神经痛、关节炎、骨折恢复期、女性痛经、崩漏、带下病、盆腔炎、胃痛、疝气、肝病、肾病、皮肤病等。其适用范围非常广泛。

⊙ 艾灸禁忌证

　　因为在施灸的过程中要消耗人体的精血，还可能烫伤皮肤，所以要严格掌握禁忌证。人体上有些部位不宜进行瘢痕灸，例如面部、孕期妇女的腰骶部、下腹部、乳头、阴部、睾丸等不能施灸。有些病症属虚热者不宜施灸，例如五心烦热、面红耳赤以及邪热内积者。不宜在过饥、过劳、过饱、大怒、女性月经期施灸。

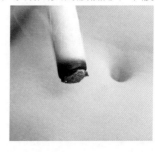

⊙ 禁灸的穴位

禁灸穴是我国几千年艾灸实践得来的经验。《肘后备急方》指出："口㖞僻者，灸口吻、口横纹间，觉火热便去艾，即愈，勿尽艾，尽艾则太过。"另外，睛明、丝竹空、瞳子髎、承泣等布于头面部，接近眼球，施灸时烟雾会刺激眼睛，也容易灼伤面部。人迎、经渠位于重要脏器和表浅大血管的附近，以及皮薄肌少筋肉结聚的部位，瘢痕灸容易损伤到血管。还有一些穴位位于手或足的掌侧，如中冲、少商、隐白，对这些穴位施灸时会感到较疼痛，易造成损伤，且易引起脏器的异常活动。使用艾炷直接对这些穴位施灸，会产生不良后果，禁忌是有道理的。此外，关节活动处亦不用瘢痕灸，避免化脓、溃烂，不易愈合。

我国医学古籍首次明确提出禁针禁灸穴的是《针灸甲乙经》，其中记载禁灸穴位有24个：头维、承光、风府、脑户、哑门、风池、下关、耳门、瘈脉、人迎、丝竹空、承泣、白环俞、乳中、石门、气冲、渊腋、经渠、鸠尾、阴市、阳关、天府、伏兔、地五会。清代《针灸大成》记载禁灸穴45个，分别为：哑门、风府、天柱、承光、头临泣、头维、丝竹空、攒竹、睛明、素髎、禾髎、迎香、颧髎、下关、人迎、天牖、天府、周荣、渊腋、乳中、鸠尾、腹哀、肩贞、阳池、中冲、少商、鱼际、经

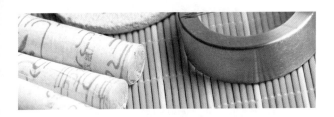

渠、地五会、阳关、脊中、隐白、漏谷、阴陵泉、条口、犊鼻、阴市、伏兔、髀关、申脉、委中、殷门、承扶、白环俞、心俞。《针灸逢源》又加入脑户、耳门二穴为禁灸穴，至此，禁灸穴总计为47穴。《针灸集成》记载禁灸穴49个，《医宗金鉴》记载禁灸穴97个。

随着现代医学的进步，通过人体解剖学，人们更加深入地了解人体各部位的结构，发现古人所说的禁灸穴大都可以用艾条或者艾灸盒温和施灸，不会对机体产生创伤。如灸少商治鼻出血、灸隐白治血崩、灸鸠尾治癫病、灸心俞治夜梦遗精、灸犊鼻治膝关节痹痛等。实践证明，有的禁灸穴位值得进一步深入研究。在掌握施灸部位的禁忌时，如遇危急重症，有些部位改用变通之法还是可灸的。变通之法可用艾条灸、间接灸等，最好在临证时灵活施行。

现代中医发现，所谓禁灸穴只有4个，即睛明、素髎、人迎、委中。不过妇女妊娠期小腹部、腰骶部、乳头、阴部等均不宜施灸。

⊙ 灸疗的注意事项

1. 施灸时专心致志，耐心坚持。在施灸的过程中不要分散注意力，以免艾条移动，无法对准穴位，影响施灸的效果，或艾灰落在皮肤上容易灼伤皮肤。

2. 找准穴位，注意体位的舒适度。根据要求找准穴位，若找不准穴位请咨询医生，以保证艾灸的效果。注意体位的舒适度，否则患者无法坚持而影响到效果。

3. 注意施灸环境通风。实施艾灸的房间应通风，才能够避免烟雾的产生而导致眼睛的不适。

4. 注意灸后熄灭艾火。艾条的燃烧会产生灰烬，施灸者在施灸过程中应及时将灰弹掉，以免灼伤皮肤或衣物。

5. 注意保暖和防暑。冬季施灸部位要进行保暖，防止感冒受凉，而在夏天高温要防止中暑，因此要注重室内的温度、及时换取新鲜空气。

6. 注意施灸的时间。如失眠症要在临睡前进行施灸。不要饭前空腹时或者是饭后立即施灸。

7. 要循序渐进。施灸的过程要讲究，初次使用灸法要掌握好刺激量，先小剂量，时间短，慢慢地加大剂量，不要一开始就大剂量长时间。

8. 灸后注意调养。要保持情绪乐观、心情愉悦，灸后的饮食应该以清淡为主，不要食用油腻生冷的食物。

艾灸后的反应及护理

⊙ 艾灸后的反应

1. 灸后有水疱，古称"灸花"，为湿气或其他毒素外排的表现。小的无需处理，大的须在严格无菌操作下将脓液引流减压，注意引流之后的包扎及避免感染。

2. 灸后局部起红疹，多在灸完2~3天后出现，多数属湿气外排的好转反应。

3. 灸后伤口处发痒、发红、发肿、化脓，属伤口处有湿热（或寒湿）外排现象，属好转反应。

4. 灸后膝盖处有向外冒风感或发麻感，属风邪（或湿气）外排现象。

5. 灸后不热，没有感觉，多为身体经络瘀阻不通，或身体非常好的表现。

6. 灸后腹泻，并无气虚的表现，属于排毒的反应。

7. 灸后便秘，多为气血虚或体内有热产生，灸后多喝温水可缓解。

8. 灸后腰酸背痛，属于"气冲病灶"的反应。气血打通郁结点，本来没有感觉，现在反而有了感觉，多为身体有陈旧性损伤。

9. 灸后头晕、失眠，多为气血充足，上冲于头部的反应。

10.灸后月经延迟和月经提前，属经络调整的过程，属好转反应，不影响下个月经周期。

11.乳腺增生灸疗时部分会有疼痛和蚁行感，疼痛属化瘀散结的过程，蚁行感为气血运行、邪毒外排的过程。

12.灸后上火，艾灸后会出现口干舌燥的现象，这表明体内的阴阳正在调整，阴不胜阳，这时应多喝温开水。有时候还会出现西医所诊断的各种炎症，这是因为病邪逐渐外发，出现炎症的地方正是病邪被驱赶外排的地方，此时应该继续艾灸，直到病邪完全被排出。

⊙ 灸疱的处理

施灸后，患者施灸部位的皮肤容易出现水疱、水气，这些现象都是身体向外排邪的反应，不用过于担心。若水疱较小，可以不用处理，待其自行复原；若是水疱较大，可以用针刺破，同时涂些络合碘防止其感染，切忌将疱皮剪除。

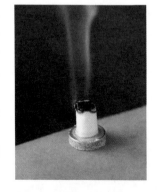

⊙ 灸疮的处理

灸后起疱，化脓后就形成灸疮，灸疮形成后要避免感染，每天在灸疮周围用75%浓度的酒精棉球消毒，用干棉球吸干表面的脓液，不可清理脓苔，否则不仅会引起灸疮疼痛，并且还会阻碍脓液外渗。如果发现灸疮有不断扩大的趋势，脓色由淡白色变为黄绿色，而且有恶臭味，可以先用双氧水冲洗，之后用消炎膏或生肌玉红膏涂贴。

⊙ 晕灸的预防和护理

晕灸是不多见的一种艾灸不良反应，多为轻症，但也有较严重的，应引起注意。晕灸产生的诱因很多，比如体质虚弱，精神过于紧张，饥饿、疲劳，过敏体质，心血管疾病，穴位艾灸刺激过强，体位不当，环境和气候等因素。

晕灸的临床表现主要为：轻者头晕胸闷、恶心欲呕、肢体发软发凉、摇晃不稳，或伴瞬间意识丧失；重者突然意识丧失、昏扑在地、唇甲青紫、大汗淋漓、面色灰白、双眼上翻、二便失禁。

对于轻度晕灸应迅速停止施灸，将患者扶至空气流通处，抬高双腿，头部放低（不用枕头），静卧片刻即可。如患者仍感不适，给予温热开水或热茶饮服。重度晕灸马上停灸，然后平卧，如情况紧急，可令其直接卧于地板上，必要时，配合施行人工呼吸，针刺水沟、涌泉等穴，及时送医就诊。

⊙ 施灸后的调养

施灸的过程中身体会消耗元气来疏通经络，调补身体功能，因此灸后容易出现各种反应，所以灸后的调养是非常重要的，是决定灸疗疗效的关键因素，灸者要从心性调养、睡眠起居、饮食及运动调养等多方面加以调养。

要保持良好的心态和情绪，不可大悲大喜或者过于忧伤焦虑等，每天保证充足的睡眠，饮食上禁食一切生冷油腻的食物，以清淡为主，不要饮酒，调养脾胃，灸后运动要以散步、打坐为主。

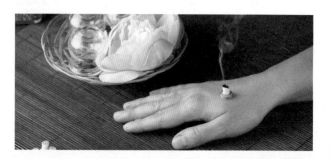

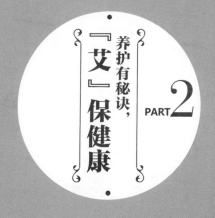

PART 2

养护有秘诀，『艾』保健康

现代很多人免疫力低下，
容易患各种各样可大可小的疾病，
高血压、糖尿病、颈椎病、肩周炎等都成了常见病，
而这些常见病有一个共同点：
多是因为寒邪或者是各种原因导致的气滞。
在施行艾灸对症治疗前，都要辨证论治，找准穴位，
从根源上做保健，减少患病的概率。

学会辨证，看清病根

无论是针、灸、按摩抑或是服用中药，中医在治疗前都要辨证论治。中医的辨证方式有很多，但是阴阳、表里、寒热、虚实这八纲是最基础，也是最容易理解的辨证方法。

八纲症状对照表

阴证	阳证
里、虚、寒证都属于阴证，阴证多指里证的虚寒证	表、实、热证都属于阳证，阳证多指表证的实热证
表证	**里证**
皮毛、肌肤和浅表的经络属表病在肌表，病位浅而病情轻	脏腑、血脉、骨髓及体内经络属里病在脏腑，病位深而病情重
寒证	**热证**
感受寒邪或机体阳气不足所表现的证候，阴盛或阳虚的表现为寒证	感受热邪或机体阳气偏盛所表现的证候，阳盛或阴虚的表现为热证
虚证	**实证**
正气不足所表现的证候，虚证虽是正气不足，但邪气也不盛	邪气过盛所表现的证候。邪气过盛，但正气尚未衰

从这4个方面，一步步地辨别，首先要分清是阴证还是阳证，然后再看是寒证还是热证。以感冒为例，我们通过八纲辨证法，得出的结果是感冒应该是表阳实热证。有了这样的分析，我们才能对症治疗。

那么，应该怎么分辨阴阳、表里、寒热、虚实呢？

阴证	身畏寒，不发热，肢冷，精神萎靡，脉沉无力或迟
阳证	身发热，恶热，肢暖，烦躁口渴，脉数有力
表证	恶寒重，发热轻，头身疼痛，明显流清涕，口不渴，苔薄白，脉浮
里证	脏腑气血阴阳失调为主要临床表现，其表现复杂，凡非表证的一切证候皆属里证
寒证	畏寒、形寒肢冷，口不渴或喜热饮，面色白，咳白色痰，腹痛喜暖，大便稀溏，小便清长
热证	身热汗多，发热喜冷，手足烦热，烦躁不宁，脉虚弱
虚证	面色苍白或萎黄，精神萎靡，身疲无力，心悸气短，形寒肢冷
实证	高热，面红，烦躁，声高气粗，腹胀满疼痛而拒按，大便秘结，小便不利，舌苔厚腻，脉实有力

通过上面介绍，大家很容易就能用八纲辨证判断自己所患疾病是什么证。那么这些疾病的致病因素又是什么呢？中医学把致病外邪分为六淫：风、寒、暑、湿、燥、火。我们用表格可以更加全面直观地了解这六淫。

六淫致五脏疾病及致病特点对照表

六淫	致病特点	易伤及脏腑
风邪	病位游移不定；发病急骤，变化无常；多兼其他病邪	肝
寒邪	表现寒象；阻滞气血，多见疼痛；腠理、经脉、筋脉收缩拘急	肾
暑邪	上犯头目，扰及心神；易伤津耗气；多见暑湿夹杂	脾、心
湿邪	易阻滞气机；病程缠绵难愈；多见头身肢体困重	脾
燥邪	易耗伤津液；易于伤肺	肺
火邪	易伤津耗气；易扰心神；易致阳性	心

将隐藏的疾患"灸"出来

腹部和背部有与脏腑直接对应的穴位，我们把这些穴位称作"募穴"和"俞穴"，艾灸这些穴位除了能治疗相应脏腑的疾病外，还能把未表现出来的疾病灸出来。

"募"有聚集、汇合的意思，"募穴"就是脏腑之气在胸腹部汇聚的一些特定的穴位。五脏（心、肝、脾、肺、肾）、心包络及六腑（小肠、胆、胃、大肠、膀胱、三焦）各有一个募穴，所以募穴一共有12个，是一一对应的关系。

俞穴都位于背腰部足太阳膀胱经上，和脏腑也是一一对应的，一共12个，详见下表。

募穴	俞穴	对应脏腑	相应病症
巨阙	心俞	心	心火旺，则面赤舌红，尤其舌尖深红起刺，若心脉为瘀血所阻，则面色与舌色均较暗，可出现青紫
期门	肝俞	肝	情绪改变，郁结，闷闷不乐，生发太过则急躁易怒

续表1

募穴	俞穴	对应脏腑	相应病症
章门	脾俞	脾	消化功能异常，出现腹胀、便溏、食欲不振等表现。水液运化功能减退，则可出现水肿
中府	肺俞	肺	呼吸不畅，出现咳嗽气喘、鼻塞、流涕、喷嚏、失音等症状，还会出现多汗、皮毛憔悴枯槁的现象
京门	肾俞	肾	性能力减弱，面色苍白，畏寒肢冷，精神萎靡，反应迟钝，还可有尿量的改变
膻中	厥阴俞	心包	神昏，谵语等
关元	小肠俞	小肠	腹胀，腹痛，便溏，泄泻等
日月	胆俞	胆	胸胁胀满疼痛，食欲不振，厌油腻，口苦，吐黄苦水等
中脘	胃俞	胃	胃脘胀痛，纳呆厌食，口臭，恶心呕吐等
天枢	大肠俞	大肠	大便性状和排便习惯的改变，如里急后重或便结，肠鸣泄泻

续表2

募穴	俞穴	对应脏腑	相应病症
中极	膀胱俞	膀胱	贮尿和排尿功能失常，如尿频、尿急和尿痛，或小便不利、尿少、尿闭
石门	三焦俞	三焦	上焦异常同心、肺，中焦异常同脾、胃，下焦异常同小肠、大肠、肝、肾、膀胱

　　募穴和俞穴都是脏腑之气输注、聚集的部位，和脏腑是直接相连的。所以直接灸治这些部位的穴位，可以直接治疗相应脏腑的疾病。比如艾灸中脘穴可以治疗消化系统的疾病。病邪隐而不发的时候，艾灸还能把没发作的病找出来，这就是寻病。

　　腹部募穴属阴，背部俞穴属阳，在找病的时候，募穴和俞穴搭配，两者一前一后，一阴一阳，相互协同，可以更好地找出阴阳两证。

　　用直接灸和温和灸都可以灸出疾患。直接灸3~5壮，温和灸15分钟。在艾灸过程中要仔细观察感觉，看有没有灸感的传导、有没有疼痛感觉，还要注意观察有没有出现灸后反应。如果有以上反应，就意味着把病找出来了。

艾灸保养功效多

女人坚持艾灸，有美容保养的功效，不只治标而且治本，其保养范围也很广泛，可祛黄气、消皲裂、升中气、拔疮疹、淡色斑、防未病。

祛黄气

▶让容颜增色

《内经·调经论》说："血气不和，百病乃变化而生。"艾灸可以调气血，令皮毛得以滋养，增加面部的气血运行，保持面部的红润、光泽，并消除面色萎黄、苍白、晦暗。

艾灸可以使气血运行加快，气血得温则行，可以将营养带到全身，濡润肌肤，消除皮肤粗糙、蛇皮症、手足皲裂、皮肤瘙痒症、硬皮症等。

消皲裂

▶令肌肤滋养

升中气

▶补阳健体魄

人体以阳气为本，阳气盛，则人体健康而长寿，即使生病也无大碍。艾灸可以温补阳气，补中而振奋阳气，故用于治疗眼睑下垂、乳房下垂、肥胖等。

拔疮疹

▶除湿泄火热

艾灸对于热证，不仅有退热除湿作用，还有消炎泻火作用。大量实验证实：灸后可以使外周组织中的白细胞增多，可以增强吞噬细胞的吞噬能力。因此可以用于痤疮、蛇串疮等。

艾灸"通十二经，走三阴"，故可以补足少阴肾经之肾阴，又因艾之味苦，故可泄肾中之虚热，可以起到滋阴降火之妙用。可用于黄褐斑、雀斑、眼袋等。

淡色斑

▶滋阴降火邪

防未病

▶培元健体魄

《千金要方》指出："此灸讫后，令人阳气康盛。"艾灸可以扶阳培元，令阳气充沛，"卫外而为固"。身体强健，则人的精、气、神俱在，气血充盈，青春常驻。

十大艾灸保健穴

⊙ 气海——生发阳气穴

准确取穴：位于下腹部，前正中线上，脐中下1.5寸。

功效作用：升阳补气、益肾固精。

主治病症：气虚乏力、脘腹胀满、肠鸣腹泻、月经不调、阳痿、早泄、下腹疼痛、遗尿、闭经等。

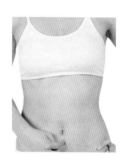

⊙ 神阙——益气补肾穴

准确取穴：位于腹中部，脐中央。

功效作用：益气补阳、温肾健脾、调和气血、扶正祛邪。

主治病症：胃痛、反胃、泄泻、腹水、小便不利、失眠、梦遗、月经不调、痛经、不孕、内分泌失调、手脚冰冷。

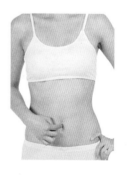

⊙ 关元——培肾固本穴

准确取穴： 位于下腹部，前正中线上，脐中下3寸。

功效作用： 健脾补虚、养肝疏泄、补肾益精、补肾固元防寒。

主治病症： 气喘气短、畏寒怕冷、遗尿、小便频数、泄泻、腹痛、遗精、阳痿、月经不调、带下病、虚劳羸瘦、膀胱炎、高血压、糖尿病。

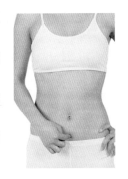

⊙ 中脘——健胃奇穴

准确取穴： 位于上腹部，前正中线上，脐中上4寸。

功效作用： 调胃补气、化湿和中、降逆止呕、健脾益胃。

主治病症： 腹胀、腹泻、腹痛、腹鸣、呕吐、吞酸、便秘、黄疸、食欲不振、目眩、耳鸣、神经衰弱、青春痘、产后晕血、惊风、慢性肝炎、慢性胃炎等。

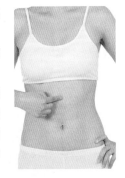

⊙ 大椎——清脑宁神穴

准确取穴： 位于后正中线上，第七颈椎棘突下凹陷中。

功效作用： 通阳解表、清热解毒、疏风散寒、清脑宁神、肃肺调气等。

主治病症： 感冒、气管炎、肺炎、头痛、湿疹、血液病、肺气肿、哮喘、尿毒症、扁桃体炎、肩背痛、咳嗽、咽炎等。

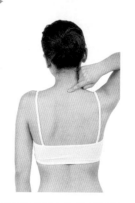

⊙ 命门——补肾壮阳穴

准确取穴： 位于腰部，在后正中线上，第二腰椎棘突下凹陷处。指压时，有强烈压痛感。

功效作用： 强肾固本、强腰膝固肾气、延缓人体衰老。

主治病症： 阳痿、遗精、月经不调、头痛、耳鸣、四肢冷、习惯性流产、腰膝酸软等。

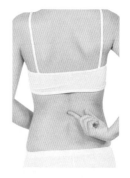

⊙ 曲池——清热解毒穴

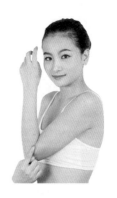

准确取穴： 位于肘横纹外侧端，屈肘，在尺泽与肱骨外上髁连线中点。

功效作用： 祛风解表、行气活血、调和营卫、清热利湿。

主治病症： 肩周炎、发热、痢疾、牙痛、咽喉炎、高血压病、皮肤病、皮肤过敏等。

⊙ 涌泉——强身健心穴

准确取穴： 位于足底前部的凹陷处，第二、第三趾的趾缝纹头端和足跟连线的前1/3处。

功效作用： 开窍醒神、安神定志、耳聪目明。

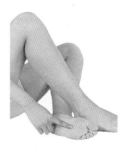

主治病症： 昏厥、头痛、休克、中暑、偏瘫、耳鸣、阳痿、遗精、黄疸、胃痛、腰痛、视力减退、脑出血等。

⊙ 足三里——保健要穴

准确取穴： 位于小腿前外侧，犊鼻下3寸，距胫骨前缘一横指。

功效作用： 健脾补胃、补中益气、提高机体免疫功能、防病强身。

主治病症： 胃下垂、呕吐、肠炎、便秘、高血压、脑血管病等。

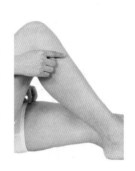

⊙ 三阴交——女性福穴

准确取穴： 位于小腿内侧，足内踝尖上3寸，胫骨内侧缘后方。

功效作用： 行气活血、健脾和胃、疏调肝肾。

主治病症： 月经不调、性冷淡、痛经、崩漏、闭经、带下、阳痿、遗精、湿疹、荨麻疹、黄褐斑、青春痘、皮炎、高血压等。

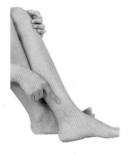

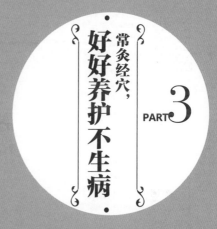

常灸经穴，
好好养护不生病

PART 3

中医认为人体遍布着无数类似网格一样的组织，
这些组织被称作"经络"。
艾灸与经络相结合的理论，
主要是利用艾的纯阳温热之性，
以穴位或是经络为载体，
达到温经散寒、升阳举陷、祛湿止痛等多种养生功效。

手太阴肺经常用穴

01 / 中府

02 / 云门

03 / 侠白

04 / 尺泽

05 / 孔最

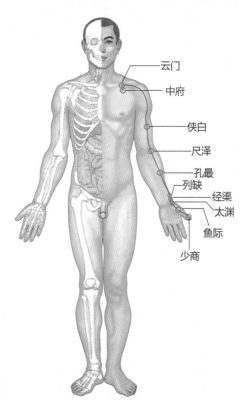

云门
中府
侠白
尺泽
孔最
列缺
经渠
太渊
鱼际
少商

穴位	主治疾病
①中府	感冒、咳嗽、气喘、肺炎、胸闷
②云门	气管炎、哮喘、咳嗽、肩周炎
③侠白	咳嗽、咳喘、干呕
④尺泽	气管炎、咳嗽、咳喘、心烦
⑤孔最	肺部疾病、前臂酸痛、头痛
⑥列缺	肺部疾病、头痛、颈痛、咽痛
⑦经渠	肺部疾病、前臂冷痛、疟疾
⑧太渊	咯血、胸闷、手掌冷痛麻木
⑨鱼际	咳嗽、咽痛、咯血、身热
⑩少商	咽痛、身热、中暑、脑卒中昏迷

列缺 / 06

经渠 / 07

太渊 / 08

鱼际 / 09

少商 / 10

手阳明大肠经常用穴

01 / 合谷

02 / 阳溪

03 / 偏历

04 / 温溜

05 / 手三里

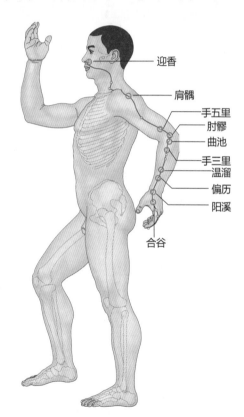

迎香
肩髃
手五里
肘髎
曲池
手三里
温溜
偏历
阳溪
合谷

穴位	主治疾病
①合谷	头痛、头晕、目赤肿痛、牙痛、面肿
②阳溪	咽部及口腔疾病、腰痛
③偏历	牙痛、腹痛、前臂痛
④温溜	鼻出血、牙痛、前臂痛、腹痛、口腔炎
⑤手三里	目痛、上肢痹痛、腹痛、泄泻
⑥曲池	肩臂肘疼痛、咽喉肿痛、便秘、头痛、发热
⑦肘髎	上肢痹痛、肩臂肘疼痛麻木
⑧手五里	肩臂肘疼痛、乏力、咳嗽、咯血
⑨肩髃	肩臂痹痛、上肢不遂
⑩迎香	鼻部疾患

曲池 / 06

肘髎 / 07

手五里 / 08

肩髃 / 09

迎香 / 10

足阳明胃经常用穴

01 / 地仓

02 / 头维

03 / 缺盆

04 / 梁门

05 / 天枢

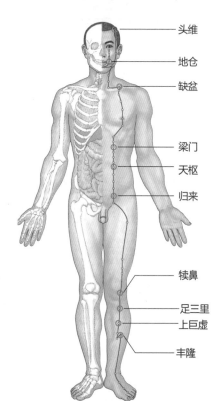

头维

地仓

缺盆

梁门

天枢

归来

犊鼻

足三里

上巨虚

丰隆

穴位	主治疾病
①地仓	口角㖞斜、流涎、面神经麻痹、三叉神经痛
②头维	脑卒中后遗症、高血压、前额神经痛、偏头痛
③缺盆	咽喉肿痛、咳嗽、哮喘
④梁门	不思饮食、脘痛、肠鸣、呕吐
⑤天枢	便秘、消化不良、腹泻、痢疾
⑥归来	疝气、月经不调、腹痛
⑦犊鼻	膝痛、膝冷、下肢麻痹、屈伸不利
⑧足三里	消化不良、呕吐、腹胀、腹痛、肠鸣、下肢痿痹
⑨上巨虚	腹泻、便秘、肠痈、阑尾炎
⑩丰隆	咳嗽、痰多、胸闷

归来 / 06

犊鼻 / 07

足三里 / 08

上巨虚 / 09

丰隆 / 10

足太阴脾经常用穴

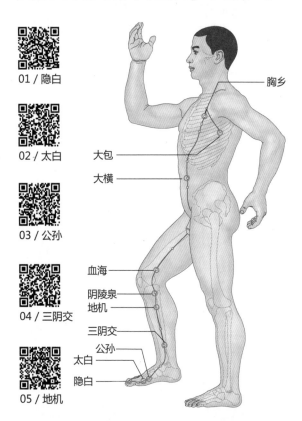

01 / 隐白

02 / 太白

03 / 公孙

04 / 三阴交

05 / 地机

胸乡

大包

大横

血海

阴陵泉

地机

三阴交

公孙

太白

隐白

穴位	主治疾病
①隐白	呕吐、流涎、昏厥、下肢寒痹、崩漏
②太白	腹胀、胃痛、完谷不化、肠鸣、腹泻
③公孙	腹痛、呕吐、水肿、胃痛
④三阴交	月经不调、痛经、腹痛、泄泻、水肿、疝气
⑤地机	泄泻、水肿、小便不利、痛经、食欲不振
⑥阴陵泉	各种脾胃病、小便不利、痛经、水肿
⑦血海	崩漏、痛经、月经不调、湿疹、膝痛
⑧大横	腹痛、脾胃虚寒、便秘、泄泻
⑨胸乡	胸胁胀痛
⑩大包	胸胁胀痛、全身乏力酸痛

阴陵泉 / 06

血海 / 07

大横 / 08

胸乡 / 09

大包 / 10

手少阴心经常用穴

01 / 极泉

02 / 青灵

03 / 少海

04 / 灵道

05 / 通里

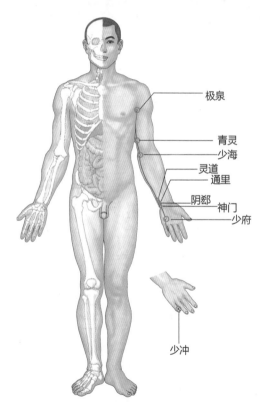

极泉

青灵
少海

灵道
通里

阴郄　神门
少府

少冲

穴位	主治疾病
①极泉	心烦、心悸、上肢冷痛
②青灵	上肢痹痛、胁痛、头痛
③少海	前臂麻木、高尔夫球肘、心痛、健忘
④灵道	前臂冷痛、心痛
⑤通里	心悸、失眠、心痛、前臂麻木
⑥阴郄	惊悸、心痛
⑦神门	失眠、健忘、怔忡
⑧少府	失眠、健忘、手掌麻木、痈疡
⑨少冲	热病、昏厥、心痛、身热

阴郄 / 06

神门 / 07

少府 / 08

少冲 / 09

手太阳小肠经常用穴

01 / 前谷

02 / 后溪

03 / 阳谷

04 / 支正

05 / 肩贞

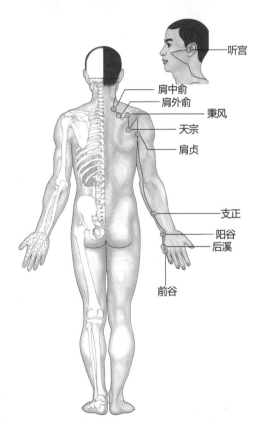

听宫

肩中俞
肩外俞
秉风
天宗
肩贞

支正

阳谷
后溪

前谷

穴位	主治疾病
①前谷	癫痫、热病、鼻塞、颈项强痛
②后溪	落枕、颈项强痛、鼻塞
③阳谷	手腕痛、牙痛、肩痛
④支正	前臂疼痛、头痛、颈项痛
⑤肩贞	耳鸣、耳聋、肩周炎
⑥天宗	肩背疼痛、肩胛痛、咳喘
⑦秉风	肩背疼痛、咳喘、肩胛痛
⑧肩外俞	颈项强痛、前臂冷痛、颈椎病
⑨肩中俞	颈项强痛、咳嗽、气喘
⑩听宫	耳聋、耳鸣、牙痛、头痛

天宗 / 06

秉风 / 07

肩外俞 / 08

肩中俞 / 09

听宫 / 10

足太阳膀胱经常用穴

01 / 肺俞

02 /心俞

03 / 膈俞

04 / 肝俞

05 / 胆俞

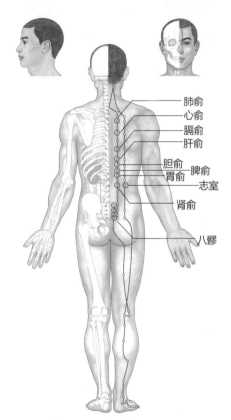

肺俞
心俞
膈俞
肝俞
胆俞　脾俞
胃俞
志室
肾俞
八髎

穴位	主治疾病
①肺俞	肩背疼痛、胸闷、咳嗽、气喘
②心俞	心痛、心悸、失眠、健忘
③膈俞	鼻出血、牙龈出血、吐血等各种血证
④肝俞	咳嗽、口苦、眼疾
⑤胆俞	胆疾、眼疾、呕吐、胁痛
⑥脾俞	腹胀、腹痛、呕吐、泄泻、胃寒证
⑦胃俞	胃炎、消化不良、胃寒证、胃脘痛
⑧肾俞	小便不利、水肿、月经不调、阳痿、遗精、腰膝酸软
⑨八髎	月经不调、痛经、带下、阳痿
⑩志室	阳痿、遗精、腹痛、小便不利、水肿

脾俞 / 06

胃俞 / 07

肾俞 / 08

八髎 / 09

志室/ 10

足少阴肾经常用穴

01 / 涌泉

02 / 太溪

03 / 照海

04 / 复溜

05 / 筑宾

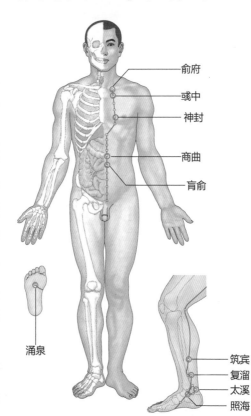

俞府
彧中
神封
商曲
肓俞

涌泉

筑宾
复溜
太溪
照海

穴位	主治疾病
①涌泉	头晕、小便不利
②太溪	肾虚、耳鸣、头痛、眩晕
③照海	目赤肿痛、赤白带下、痛经、月经不调
④复溜	水肿、腹胀、盗汗、腹泻、淋证
⑤筑宾	癫痫、水肿、疝气、小腿内侧痛
⑥肓俞	疝气、月经不调、脐痛、呕吐
⑦商曲	腹痛、冷痛、便秘
⑧神封	胸胁胀痛、气喘、咳嗽
⑨彧中	咳嗽、胸痛、气喘
⑩俞府	心痛、咳嗽、气喘

肓俞 / 06

商曲 / 07

神封 / 08

彧中 / 09

俞府 / 10

手厥阴心包经常用穴

01 / 天池

02 / 天泉

03 / 曲泽

04 / 郄门

05 / 间使

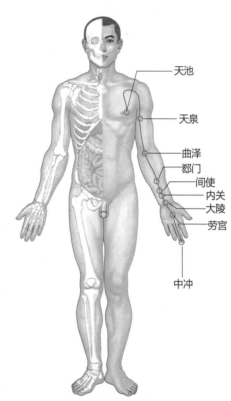

天池

天泉

曲泽

郄门

间使

内关

大陵

劳宫

中冲

穴位	主治疾病
①天池	心痛、咳嗽、胸闷
②天泉	心悸、心痛、失眠
③曲泽	心悸、心痛、烦躁
④郄门	心痛、心悸、呕血
⑤间使	心痛、心悸、癫痫、烦躁
⑥内关	呕吐、晕车、心痛、心悸
⑦大陵	心绞痛、癫痫、呕吐
⑧劳宫	心绞痛、癫痫、吐血
⑨中冲	脑卒中昏迷、热病、心痛、惊风、目赤

内关 / 06

大陵 / 07

劳宫 / 08

中冲 / 09

手少阳三焦经常用穴

01 / 阳池

02 / 外关

03 / 支沟

04 / 天井

05 / 消泺

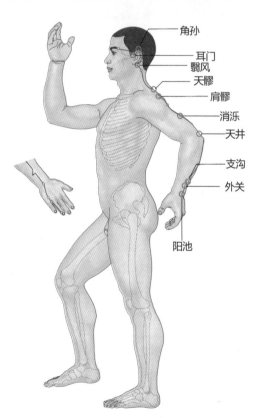

角孙

耳门

翳风

天髎

肩髎

消泺

天井

支沟

外关

阳池

穴位	主治疾病
①阳池	肩背痛、手腕痛、糖尿病
②外关	便秘、头痛、耳鸣
③支沟	偏头痛、耳鸣、耳聋、热病
④天井	偏头痛、耳鸣、耳聋
⑤消泺	头痛、臂痛
⑥肩髎	肩臂痛、肋间神经痛
⑦天髎	肩臂痛、落枕、上肢痹痛
⑧翳风	面瘫、口噤不开
⑨角孙	头项痛、眩晕、耳鸣、牙痛、目翳
⑩耳门	牙痛、耳鸣、耳聋

肩髎 / 06

天髎 / 07

翳风 / 08

角孙 / 09

耳门 / 10

足少阳胆经常用穴

01 / 风池

02 / 肩井

03 / 日月

04 / 环跳

05 / 风市

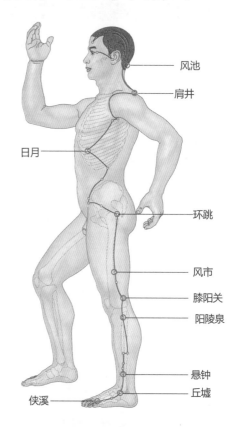

风池

肩井

日月

环跳

风市

膝阳关

阳陵泉

悬钟

丘墟

侠溪

穴位	主治疾病
①风池	头痛、眩晕、耳聋、脑卒中、颈痛、口眼㖞斜
②肩井	肩部酸痛、肩周炎、高血压、脑卒中、落枕
③日月	胸胁痛、胃痛、呕吐、肝炎
④环跳	下肢麻痹、坐骨神经痛、脚气、感冒、风疹
⑤风市	下肢痿痹、腰腿疼痛、坐骨神经痛、偏瘫、头痛
⑥膝阳关	膝关节炎、下肢瘫痪、小腿麻木、坐骨神经痛
⑦阳陵泉	下肢痿痹、膝关节炎、小儿惊风、半身不遂
⑧悬钟	头痛、腰痛、胸腹胀满、半身不遂
⑨丘墟	头痛、疝气、脑卒中偏瘫、下肢痿痹
⑩侠溪	头痛、眩晕、目赤肿痛、脑卒中、高血压、惊悸、耳鸣

膝阳关 / 06

阳陵泉 / 07

悬钟 / 08

丘墟 / 09

侠溪 / 10

足厥阴肝经常用穴

01 / 大敦

02 / 行间

03 / 太冲

04 / 蠡沟

05 / 膝关

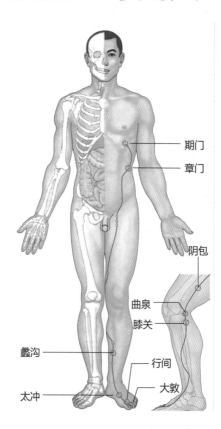

期门

章门

阴包

曲泉

膝关

蠡沟

太冲

行间

大敦

穴位	主治疾病
①大敦	疝气、崩漏、阴挺、闭经
②行间	耳鸣、耳聋、眩晕、阳痿、崩漏
③太冲	头晕、眩晕、遗尿、月经不调
④蠡沟	下肢痹痛、月经不调、疝气、崩漏
⑤膝关	膝痛、下肢痹痛
⑥曲泉	膝痛、下肢痹痛、膝关节炎
⑦阴包	月经不调、崩漏、闭经
⑧章门	腹痛、腹胀、胸胁痛、吞酸
⑨期门	胸胁痛、吞酸、呕吐

曲泉 / 06

阴包 / 07

章门 / 08

期门 / 09

督脉常用穴

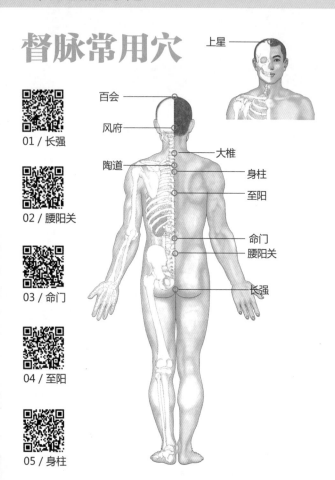

01 / 长强

02 / 腰阳关

03 / 命门

04 / 至阳

05 / 身柱

上星

百会

风府

陶道

大椎

身柱

至阳

命门

腰阳关

长强

穴位	主治疾病
①长强	痔疮、泄泻、便秘、腰脊痛、尾骶骨痛、腰神经痛
②腰阳关	坐骨神经痛、腰腿痛、下肢痿痹
③命门	遗尿、尿频、赤白带下、胎屡坠、腰痛、手足逆冷
④至阳	胃痉挛、膈肌痉挛、胸闷、咳嗽、气喘、黄疸
⑤身柱	咳嗽、哮喘、肺炎、头痛、感冒、多梦
⑥陶道	头痛、恶寒发热、咳嗽、角弓反张
⑦大椎	风疹、热病、呃逆、项强、骨蒸潮热、五劳虚损
⑧风府	失音、癫痫、脑卒中、头痛、头晕、失眠
⑨百会	脱发、脑卒中失语、头痛、鼻塞、眩晕
⑩上星	头痛、目赤肿痛、癫痫、热病

陶道 / 06

大椎 / 07

风府 / 08

百会 / 09

上星 / 10

任脉常用穴

01 / 中极

02 / 关元

03 / 气海

04 / 神阙

05 / 水分

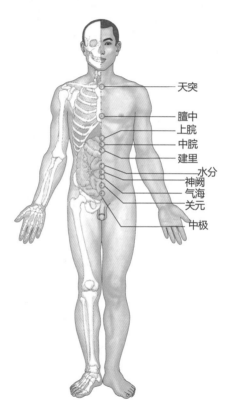

天突

膻中

上脘

中脘

建里

水分

神阙

气海

关元

中极

穴位	主治疾病	
①中极	精力不济、月经不调、遗精、膀胱炎	
②关元	月经不调、痛经、失眠、脱肛	建里 / 06
③气海	四肢无力、大便不通、遗尿、下腹疼痛	
④神阙	四肢冰冷、脱肛、腹痛、脐周痛、便秘	中脘 / 07
⑤水分	反胃、胃下垂、腹胀、腹痛、胃炎	
⑥建里	食欲不振、胃痛、胃下垂、腹胀	上脘 / 08
⑦中脘	疳积、便秘、腹胀、呕吐	
⑧上脘	消化不良、水肿、纳呆、腹泻、腹胀	膻中 / 09
⑨膻中	呼吸困难、心悸、心绞痛、胸痛、胸闷	
⑩天突	哮喘、胸闷、胸中气逆	天突 / 10

经外奇穴常用穴

01 / 太阳

02 / 四神聪

03 / 定喘

04 / 夹脊

05 / 腰眼

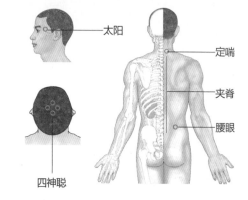

太阳

四神聪

定喘

夹脊

腰眼

穴位	主治疾病
①太阳	偏头痛、眼睛疲劳、牙痛
②四神聪	头痛、眩晕、失眠、健忘、神经衰弱
③定喘	哮喘久咳、肺结核、百日咳
④夹脊	坐骨神经痛、腰背痛、心肺疾病、肠胃疾病
⑤腰眼	坐骨神经痛、腰腿痛、腰骶疼痛、下肢痿痹

养生保健灸，
通体皆舒畅

PART **4**

现代人工作压力大，
加上长期运动量不足，
并且长时间待在空调房里，
体内气血往往不能旺盛充盈，
久而久之，容易诱发疾病。
学会简单有效的养生保健灸法，
灸一灸，通体舒畅，健康自来。

▶健脾养胃灸,

消化好,身体棒

脾胃健运,能让身体气血充足,保证各个器官有条不紊地工作。所以,我们要学会保健脾胃的艾灸保健法,好好养护后天之本。

【选穴分析】中脘为胃之募穴,能和胃健脾;足三里能生发胃气、燥化脾湿;脾俞为脾之背俞穴,内应脾脏,善利脾脏水湿,能健脾和胃;胃俞为胃之背俞穴,内应胃腑,它是胃气的保健穴,能和胃降逆、健脾助运。

穴位定位

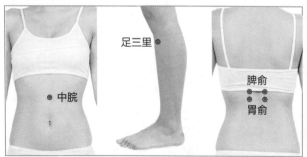

足三里 ●

● 中脘

脾俞

胃俞

特效艾灸疗法

1　温和灸▸ 中脘

将内置艾条的艾灸盒放于中脘上施灸15分钟，以皮肤潮红发热为度。

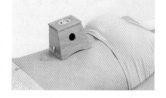

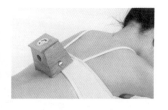

2　雀啄灸▸ 足三里

找到足三里，用艾条雀啄灸法灸治10～15分钟，以有热感上行为度。

3　温和灸▸ 脾俞

点燃艾条放于艾灸盒内，置于脾俞上灸治15分钟，以局部皮肤潮红为度。

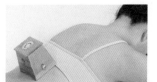

4　温和灸▸ 胃俞

点燃艾条放于艾灸盒内，置于胃俞上灸治15分钟，以局部皮肤潮红为度。

养心安神灸，

行气活血好安眠

心烦意乱，睡眠浅表，稍有动静就会惊醒是焦虑性失眠症的常见症状，也是亚健康的表现，对工作和生活都会产生很严重的影响。

【选穴分析】心俞为心的背俞穴，与心脏联系密切，能宽胸理气、通络安神；膻中是心包经经气及一身宗气聚集之处，能活血通络、理气止喘；神门是神气出入的门户，能宁心安神、清心调气；内关能宁心安神、和胃理气。

穴位定位

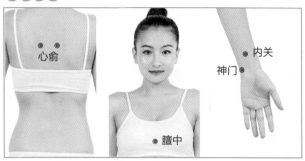

心俞

内关

神门

膻中

—— 特效艾灸疗法 ——

1 **温和灸▶ 心俞**
将内置艾条的艾灸盒放于心俞上灸治10～15分钟，以局部皮肤潮红为度。

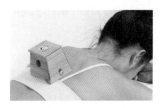

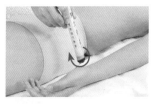

2 **温和灸▶ 膻中**
找到膻中，用艾条温和灸法灸治10分钟，以皮肤有红晕为度。

3 **回旋灸▶ 神门**
用艾条回旋灸法来回灸治神门10～15分钟，以出现循经感传现象为佳。

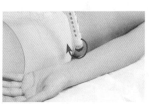

4 **回旋灸▶ 内关**
用艾条回旋灸法来回灸治内关10～15分钟，以出现循经感传现象为佳。

▶疏肝解郁灸，

肝气顺，胁肋不再痛

 肝是人体的将军之官，它调节血液，指挥新陈代谢，同时保证人体气血通畅。刺激人体相应穴位可以疏肝解郁，还可以缓解肝区疼痛。

【选穴分析】内关为心包经之络穴，对胸部的病症效果比较明显，能宁心安神、和胃理气；太冲可疏肝理气，通调三焦，使人心平气和；肝俞为肝之背俞穴，历来被视为肝脏的保健要穴，能通络利咽、疏肝理气、益肝明目。

穴位定位

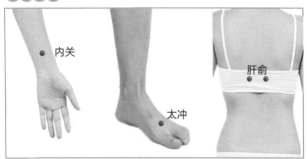

内关

太冲

肝俞

特效艾灸疗法

1 **雀啄灸▸ 内关**
找到内关，用艾条雀
啄灸法灸治10～15分
钟，以出现循经感传
现象为佳。

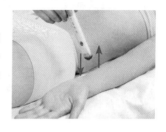

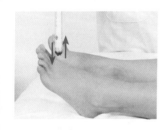

2 **雀啄灸▸ 太冲**
找到太冲，用艾条
雀啄灸法灸治太冲
10～15分钟，以局部
皮肤潮红为度。

3 **温和灸▸ 肝俞**
将内置艾条的艾灸
盒置于肝俞上灸治
10～15分钟，以局部
皮肤潮红为度。

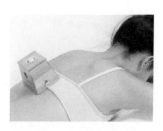

▶宣肺理气灸，

呼吸好，身轻松

肺脏出现功能失调和病理变化，经常会有咳嗽、流涕、气喘等。刺激人体相应穴位可以滋阴润肺、调理肺气，预防肺部疾病。

【选穴分析】膻中为治疗胸闷、气急的要穴，能活血通络、清肺止喘；太渊是肺经之原穴，能止咳化痰、通调血脉；大椎能清热解表、振奋阳气；肺俞内应肺脏，是肺气转输、输注之处，能调补肺气、补虚清热。

穴位定位

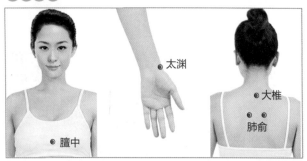

太渊

大椎

肺俞

膻中

特效艾灸疗法

1 **悬灸▶ 膻中**

找到膻中，用艾条悬灸法灸治10分钟，以局部皮肤潮红为度。

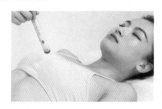

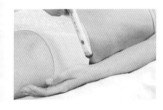

2 **温和灸▶ 太渊**

找到太渊，用艾条温和灸法灸治10分钟，以出现循经感传现象为佳。

3 **温和灸▶ 大椎**

将内置艾条的艾灸盒放于大椎上灸治10～15分钟，以潮红为度。

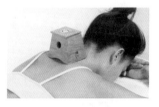

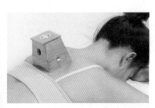

4 **温和灸▶ 肺俞**

将内置艾条的艾灸盒放于肺俞上灸治10～15分钟，以潮红为度。

▶补肾强腰灸，

肾气足，百病除

补肾不仅是男性的专利，女性行经、生产、哺乳，这些都很消耗精气神。刺激人体相应穴位可以补充肾气除百病。

【选穴分析】中极能健脾益气、益肾固精；曲骨能通利小便、补肾调经；三阴交为十总穴之一，可以治疗多种两性病症，能健脾胃、益肝肾、调经带；太溪为肾经之原穴，犹如汇聚肾经原气的"长江"，能壮阳强腰、滋阴益肾。

穴位定位

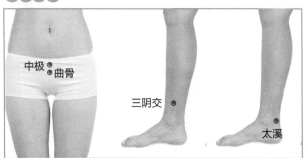

中极
曲骨
三阴交
太溪

特效艾灸疗法

1 温和灸▶ **中极**

将内置艾条的艾灸盒放于中极上灸治10～15分钟，以有热感为度。

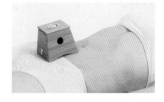

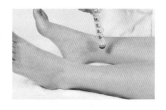

2 温和灸▶ **曲骨**

将内置艾条的艾灸盒放于曲骨上灸治10～15分钟，以有热感为度。

3 悬灸▶ **三阴交**

找到三阴交，用艾条悬灸法灸治10～15分钟，以潮红为度。

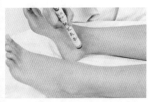

4 悬灸▶ **太溪**

用艾条悬灸法灸治太溪10～15分钟，以皮肤有红晕、热感上行为度。

调经止带灸，

女性不烦恼

每个月有那么几天，都是女性颇为烦恼的日子。刺激人体相应穴位可以行气活血，有效地改善女性痛经、带下病等病症。

【选穴分析】气海为先天元气之海，有益气助阳、调经固经的作用；中极能健脾益气、益肾调经；脾经所生之血在血海聚集，能调经统血、健脾化湿；三阴交可以治疗多种两性病症，能健脾胃、益肝肾、调经带。

穴位定位

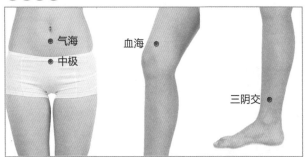

气海
中极
血海
三阴交

特效艾灸疗法

1 **温和灸▸ 气海**
将内置艾条的艾灸盒放于气海上灸治10~15分钟，以耐受为度。

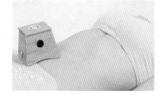

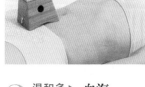

2 **温和灸▸ 中极**
将内置艾条的艾灸盒放于中极上灸治10~15分钟，以局部皮肤出现红晕为度。

3 **温和灸▸ 血海**
找到血海，用艾条温和灸法灸治10分钟，以潮红为度。

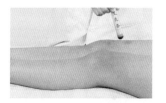

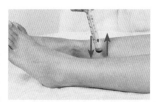

4 **雀啄灸▸ 三阴交**
用艾条雀啄灸法灸治三阴交10分钟，以出现循经感传为度。

益气养血灸，

面色红润精神好

气血对人体最重要的作用就是滋养，气血充足，则面色红润，精神饱满，感觉灵敏。刺激人体相应穴位可以疏导经络，利于气血运行。

【选穴分析】膻中是心包经经气及一身宗气聚集之处，能活血通络；气海为先天元气之海，能益气助阳、调经固经；关元为元气所藏之处，能补肾壮阳、理气和血；足三里极具保健价值，能生发胃气、燥化脾湿、培补元气。

穴位定位

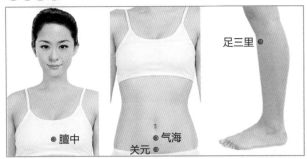

足三里●

●膻中

●气海

关元●

特效艾灸疗法

1 **雀啄灸 ▸ 膻中**

找到膻中，用艾条雀啄灸法灸治10分钟，以潮红为度。

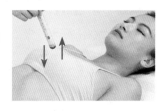

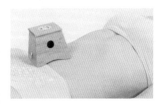

2 **温和灸 ▸ 气海**

找到气海，将内置艾条的艾灸盒放于穴位处灸治10~15分钟，以潮红为度。

3 **温和灸 ▸ 关元**

将内置艾条的艾灸盒放于关元上灸治10~15分钟，以潮红为度。

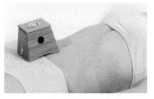

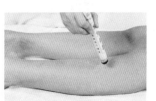

4 **温和灸 ▸ 足三里**

用艾条温和灸法灸治足三里10分钟，以出现循经感传为度。

延年益寿灸，

气血足，体安康

寿命长短与多种因素有关，心态良好，坚持健康的饮食方式，可以帮助我们延年益寿。刺激人体相应穴位能增强脏腑功能，亦可延寿。

【选穴分析】膻中是心包经经气及一身宗气聚集之处，能活血通络、清肺止喘；气海为先天元气之海，是防病强身要穴之一，能益气助阳；关元自古以来就是养生要穴，具有补肾壮阳、理气和血的作用；肾俞能益肾助阳。

穴位定位

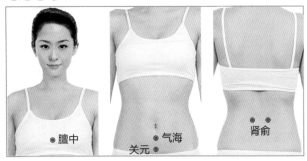

膻中 ● ● 气海
关元 ●
肾俞 ●

特效艾灸疗法

1 **温和灸▶ 膻中**
找到膻中，用艾条温和灸法灸治10分钟，以有热感为度。

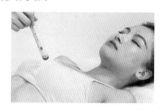

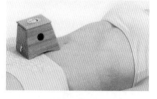

2 **温和灸▶ 气海**
将内置艾条的艾灸盒放于气海上灸治10～15分钟，以皮肤红晕、有热感为度。

3 **温和灸▶ 关元**
将内置艾条的艾灸盒放于关元上灸治10～15分钟，以皮肤红晕、有热感为度。

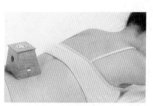

4 **温和灸▶ 肾俞**
将内置艾条的艾灸盒放于肾俞上灸治10～15分钟，以有热感为度。

▶小儿保护视力灸，

眼睛不疲劳

当今的中小学生，课业负担过重，每天大量的阅读写作导致视力严重下降，日久容易造成近视眼。刺激人体相应穴位可以保护眼睛。

【选穴分析】肝俞为肝之背俞穴，肝开窍于目，灸治肝俞能通络利咽、疏肝理气、益肝明目；肾俞能养护精血、益肾助阳；光明能疏肝明目、活络消肿；太冲为肝经之原穴，能疏肝理气、通调三焦。

穴位定位

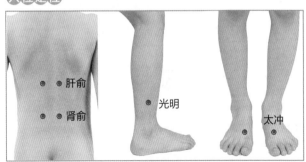

肝俞

肾俞

光明

太冲

特效艾灸疗法

1 温和灸▸ **肝俞、肾俞**
将内置艾条的艾灸盒放于肝俞、肾俞上灸治10分钟，以局部皮肤潮红为度。

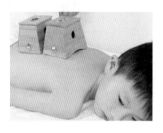

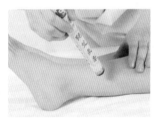

2 温和灸▸ **光明**
用艾条温和灸法灸治光明10分钟，以有热感为度。

3 温和灸▸ **太冲**
用艾条温和灸法灸治太冲10分钟，以出现红晕为度。

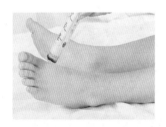

▶小儿益智补脑灸，

聪明伶俐发育好

现代父母不仅关心宝宝的身体发育情况，而且也越来越注重宝宝的智力发育，通过艾灸，可以刺激儿童的脑力发育，益智补脑。

【选穴分析】百会是调节大脑功能的要穴，能熄风醒脑、升阳固脱；公孙能理脾胃、清神志；脾俞健脾和胃，增强脾脏的升清功能，使头脑清明；肾俞能培补肾元，肾藏精，精血是生命的根本，刺激肾俞，能促进肾脏的血流量。

穴位定位

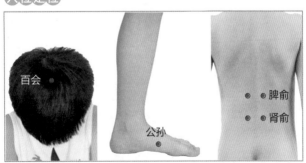

百会

公孙

脾俞

肾俞

特效艾灸疗法

1 温和灸▶ **百会**
用艾条温和灸法灸治百会10分钟，以有热感为度。

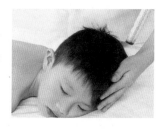

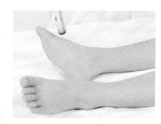

2 温和灸▶ **公孙**
用艾条温和灸法灸治公孙穴10分钟，以潮红为度。

3 温和灸▶ **脾俞、肾俞**
将内置艾条的艾灸盒放于脾俞、肾俞上灸治10分钟，以局部皮肤潮红为度。

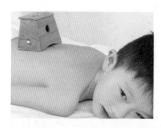

小儿养心安神灸，

睡眠好，不哭闹

小儿神气怯弱，若受惊则容易哭闹，甚至在日常生活中，可经常不明原因地烦躁哭闹。刺激人体相应穴位可以帮助小儿养心安神。

【选穴分析】心俞为心的背俞穴，与心脏联系密切，能宽胸理气、通络安神；关元为元气所藏之处，自古以来就是养生要穴，能培元固本、降浊升清；大陵属孙真人十三鬼穴之一，善治神志方面的疾病，能宁心安神、和胃通络。

穴位定位

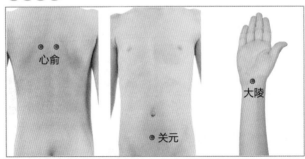

心俞　　　关元　　　大陵

特效艾灸疗法

1 悬灸▶　心俞

找到心俞，用艾条悬灸法灸治10～15分钟，以局部稍有红晕为度。

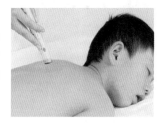

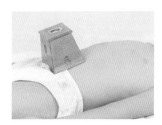

2 温和灸▶　关元

将内置艾条的艾灸盒放于关元上灸治10分钟，以局部皮肤潮红为度。

3 温和灸▶　大陵

用艾条温和灸法灸治大陵3～5分钟，以局部皮肤潮红为度。

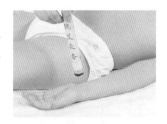

▶小儿健脾养胃灸，

吃饭香，不挑食

小儿脾胃娇弱，容易出现食欲不振、泄泻等症状。通过相应穴位刺激，可以调理脾胃功能，孩子吃饭香，父母也少担心。

【选穴分析】上脘能调理脾胃、疏肝宁神；建里正置胃腑，经常刺激可以夯实人身体的后天之本，能和胃健脾、通降腑气；章门是脾气聚集之地，能疏肝健脾、清利湿热、理气散结；大横能温中散寒、调理肠胃。

穴位定位

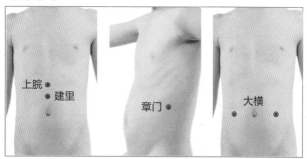

上脘
建里
章门
大横

特效艾灸疗法

1 温和灸▶ **上脘**

找到上脘，用艾条温和灸法灸治3～5分钟，以局部皮肤发红为度。

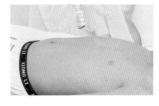

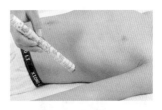

2 温和灸▶ **建里**

用艾条温和灸法灸治建里3～5分钟，以潮红为度。

3 温和灸▶ **章门**

用艾条温和灸法灸治章门3～5分钟，以有热感为度。

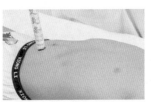

4 温和灸▶ **大横**

用艾条温和灸法灸治大横3～5分钟，以局部温热为度。

▶小儿调理肠道灸，

促消化，吸收好

 很多小儿不爱吃蔬菜，喜欢高脂肪、高胆固醇的食品，造成小儿肠胃蠕动缓慢，消化不良，家长可用艾灸疗法为小儿调理肠道。

【选穴分析】中脘为胃之募穴，能和胃健脾、降逆利水，调节肠道功能；大横能温中散寒、调理肠胃；脾俞为脾之背俞穴，内应脾脏，为脾经经气转输之处，能健脾和胃促消化；大肠俞为大肠之背俞穴，能理气降逆、温里和胃。

穴位定位

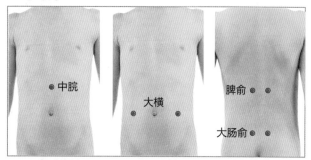

中脘

大横

脾俞

大肠俞

特效艾灸疗法

1 雀啄灸▸ 中脘

找到中脘，用艾条雀啄灸法灸治5~10分钟，以潮红为度。

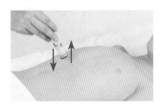

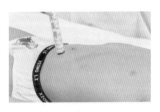

2 温和灸▸ 大横

用艾条温和灸法灸治大横3~5分钟，以出现红晕为度。

3 温和灸▸ 脾俞

用艾条温和灸法灸治脾俞5~10分钟，以局部稍有红晕为度。

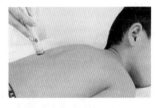

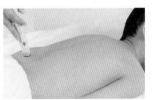

4 温和灸▸ 大肠俞

用艾条温和灸法灸治大肠俞5~10分钟，以稍有红晕为度。

小儿强身健体灸，

百病难侵

小儿免疫力较弱，容易感染病菌，患上一些急慢性疾病。父母除了陪孩子锻炼身体外，还可用艾灸疗法来增强孩子免疫力。

【选穴分析】气海为先天元气之海，能培补元气、固肾益精；关元为元气所藏之处，能培元固本、降浊升清；三阴交能健脾胃、益肝肾；太溪能壮阳强腰、滋阴益肾；命门能温和肾阳、健腰益肾；肾俞能益肾助阳。

穴位定位

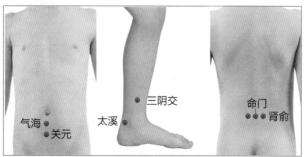

气海　　关元　　太溪　　三阴交　　命门　　肾俞

特效艾灸疗法

1 温和灸 ▶ 气海

将内置艾条的艾灸盒放于气海上灸治10分钟，以潮红为度。

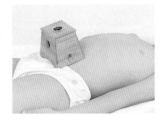

2 温和灸 ▶ 关元

将内置艾条的艾灸盒放于关元上灸治10分钟，以潮红为度。

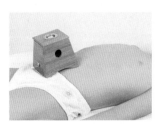

3 回旋灸 ▶ 三阴交

用艾条回旋灸法灸治三阴交10分钟，以有热感为度。

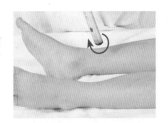

4 回旋灸▶ **太溪**

用艾条回旋灸法灸治太溪10分钟,以有热感为度。

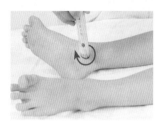

5 温和灸▶ **命门**

将内置艾条的艾灸盒放于命门上灸治10分钟,以皮肤潮红发热为度。

6 温和灸▶ **肾俞**

将内置艾条的艾灸盒放于肾俞上灸治10分钟,以皮肤潮红发热为度。

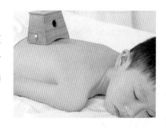

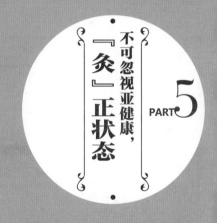

不可忽视亚健康，「灸」正状态

PART 5

亚健康是指非病、非健康的一种状态，
属于次等健康，
是介于健康与疾病之间的状态
多是由于长期不良的生活习惯和环境导致的，
如果不能及时改善、调整，
可能会导致疾病的发生
日常灸一灸，用温热纠正亚健康状态！

▶头痛惹人恼，

灸除风寒补气血

头痛有轻有重，疼痛时间有长有短，形式也多种多样，神经痛、颅内病变、脑血管疾病、五官疾病等均可导致头痛。

【依症状探疾病】

● **外感风寒型**：吹风受寒易诱发，有时痛连项背，恶风寒，喜裹头，口不渴。

● **气血亏虚型**：发病缓慢，头痛昏重，头晕，心悸不宁，神疲乏力，面色苍白。

穴位定位

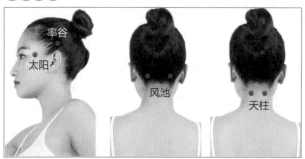

—— 特效艾灸疗法 ——

1 **回旋灸▶ 太阳**

找到太阳，用艾条回旋灸法灸治10~15分钟，以潮红为度。

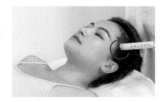

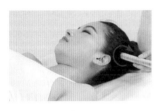

2 **回旋灸▶ 率谷**

找到率谷，用艾条回旋灸法灸治10~15分钟，以潮红为度。

3 **回旋灸▶ 风池**

用艾条回旋灸法灸治风池10~15分钟，以有热感为度。

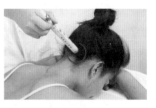

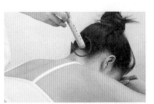

4 **回旋灸▶ 天柱**

用艾条回旋灸法灸治天柱10~15分钟，以有热感为度。

临证加减 **外感风寒者**

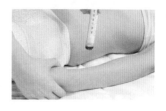

1 温和灸 ▸ **列缺**

用艾条温和灸法灸治列缺10~15分钟，以潮红为度。

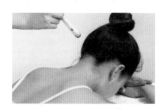

2 温和灸 ▸ **风府**

用艾条温和灸法灸治风府10~15分钟，以有热感为度。

临证加减 **气血亏虚者**

1 温和灸 ▸ **百会**

用艾条温和灸法灸治百会10~15分钟，以有热感为度。

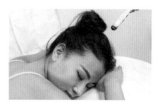

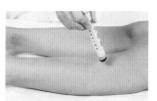

2 温和灸 ▸ **足三里**

用艾条温和灸法灸治足三里10~15分钟，以潮红为度。

▶眩晕想止住，

活血补血是关键

眩晕是以头晕、眼花为主要临床表现的一类病症。眩即眼花，晕是头晕，两者常同时并见，轻者闭目可止，重者旋转不定。

【依症状探疾病】

●瘀血阻窍型：眩晕头痛，兼见健忘，失眠，心悸，精神不振，耳鸣耳聋，面唇紫暗。

●气血亏虚型：头晕目眩，动则加剧，遇劳则发，面色苍白，神疲乏力，心悸失眠，饮食欠佳。

穴位定位

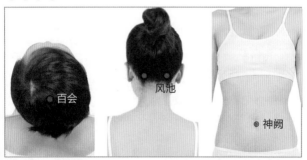

百会　风池　神阙

特效艾灸疗法

1 悬灸▸ 百会

找到百会，用艾条悬灸法灸治10～15分钟，以有热感为度。

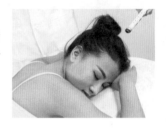

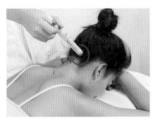

2 回旋灸▸ 风池

用艾条回旋灸法来回灸治风池10～15分钟，以潮红为度。

3 温和灸▸ 神阙

将内置艾条的艾灸盒放于神阙上灸治10～15分钟，以潮红为度。

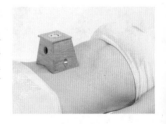

临证
加减 **瘀血阻窍者**

1 温和灸 ▶ **大椎**
将内置艾条的艾灸盒置于大椎上灸治10～15分钟。

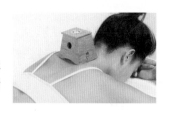

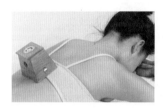

2 温和灸 ▶ **膈俞**
将内置艾条的艾灸盒置于膈俞上灸治10～15分钟。

临证
加减 **气血亏虚者**

1 温和灸 ▶ **脾俞**
将内置艾条的艾灸盒放于脾俞上灸治10～15分钟。

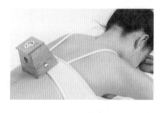

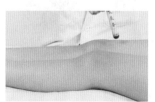

2 温和灸 ▶ **血海**
用艾条温和灸法灸治血海10～15分钟，以出现循经感传为佳。

▶通头络，散风邪，

巧治偏头痛

偏头痛是临床最常见的原发性头痛类型，是一种常见的慢性神经血管性疾患，临床以发作性中重度搏动样头痛为主要表现。

【选穴分析】百会是调节大脑功能的要穴，能熄风醒脑、升阳固脱；头维为治疗湿邪内侵的头部腧穴，能镇惊安神、通络止痛；率谷能疏风活络、镇惊止痛；风池能够提神醒脑，对外感风寒、内外风邪引发的偏头痛均有治疗效果。

穴位定位

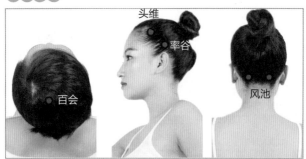

头维
率谷
百会
风池

特效艾灸疗法

1 **回旋灸▸ 百会**

找到百会，用艾条回旋灸法来回灸治10～15分钟，以有热感为度。

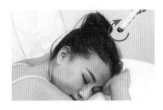

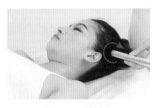

2 **回旋灸▸ 头维**

用艾条回旋灸法来回灸治头维10～15分钟，以有热感为度。

3 **回旋灸▸ 率谷**

用艾条回旋灸法来回灸治率谷10～15分钟，以潮红为度。

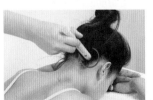

4 **回旋灸▸ 风池**

用艾条回旋灸法来回灸治风池10～15分钟，以潮红为度。

▶调好脏腑，

不再失眠

失眠是由于情志、饮食内伤、心虚胆怯等病因，引起心神失养或心神不安，从而导致经常不能获得正常睡眠为特征的一类病症。

【依症状探疾病】

●**心脾两虚型：**多梦易醒，心悸健忘，神疲食少，头晕目眩，伴有四肢倦怠，面色少华。

●**心胆气虚型：**心烦失眠，多梦易醒，胆怯心悸，触事易惊，伴有气短自汗，倦怠乏力。

穴位定位

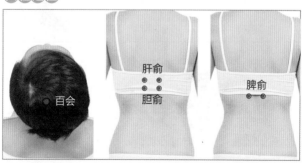

特效艾灸疗法

1 回旋灸▸ 百会

找到百会，用回旋灸法灸治10~15分钟，以有热感为度。

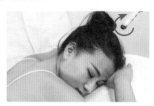

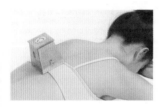

2 温和灸▸ 肝俞

将内置艾条的艾灸盒放于肝俞上灸治10~15分钟，以局部皮肤潮红为度。

3 温和灸▸ 胆俞

将内置艾条的艾灸盒放于胆俞上灸治10~15分钟，以局部皮肤潮红为度。

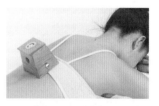

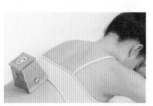

4 温和灸▸ 脾俞

将内置艾条的艾灸盒放于脾俞上灸治10~15分钟，以局部皮肤潮红为度。

心脾两虚者 临证加减

1 温和灸 ▶ 心俞

将内置艾条的艾灸盒放于心俞上灸治10~15分钟。

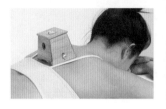

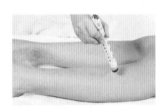

2 温和灸 ▶ 足三里

用艾条温和灸法灸治足三里10~15分钟，以潮红为度。

心胆气虚者 临证加减

1 温和灸 ▶ 膻中

用艾条温和灸法灸治膻中10~15分钟，以有热感为度。

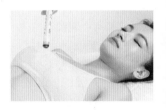

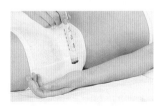

2 温和灸 ▶ 神门

用艾条温和灸法灸治神门10~15分钟，以有热感为度。

心律失常，
须要调养好心脾

心律失常在中医里属于"心悸"的范畴，引起心律失常的生理性因素有：运动、情绪激动、吸烟、饮酒、冷热刺激等。

【依症状探疾病】

●**心虚胆怯型：**心悸不宁，善惊易恐，坐卧不安，少寐多梦而易惊醒，食少纳呆，恶闻声响。

●**心脾两虚型：**心悸气短，头晕目眩，少寐多梦，健忘，面色无华，神疲乏力，纳呆食少，腹胀便溏。

穴位定位

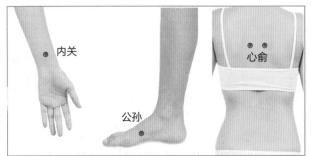

内关

心俞

公孙

特效艾灸疗法

1 悬灸▶ 内关

找到内关，用悬灸法灸治10~15分钟，以局部皮肤潮红为度。

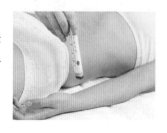

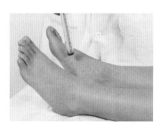

2 悬灸▶ 公孙

用悬灸法灸治公孙10~15分钟，以局部皮肤潮红为度。

3 温和灸▶ 心俞

点燃艾条放于艾灸盒内，置于心俞上，灸治10~15分钟，以潮红为度。

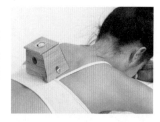

临证加减 **心虚胆怯者**

1 温和灸▶ **太渊**
用艾条温和灸法灸治太渊10~15分钟，以有热感为度。

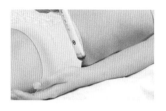

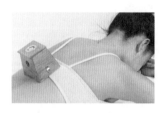

2 温和灸▶ **胆俞**
点燃艾条放于艾灸盒内，置于胆俞上，灸治10~15分钟。

临证加减 **心脾两虚者**

1 温和灸▶ **脾俞**
点燃艾条放于艾灸盒内，置于脾俞上，灸治10~15分钟。

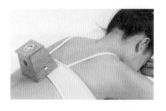

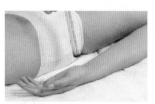

2 温和灸▶ **神门**
用艾条温和灸法灸治神门10~15分钟，以有热感为度。

▶胸闷不可忽视，

调畅气机护心胸

胸闷，可轻可重，是一种自觉胸部闷胀及呼吸不畅的主观感觉，轻者是心脏、肺的功能失去调节引起的。

【选穴分析】胸闷，中医归为心与神志，灸治心经和心包经的穴位神门、大陵、内关，能有效舒畅心胸气机，缓解闷胀疼痛，内关还对神经官能性的病症有很好的效果；灸治上腹部的中脘，能很好地调畅胸腹气机，缓解胸闷。

穴位定位

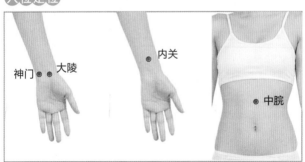

神门　大陵　内关　中脘

特效艾灸疗法

1 **回旋灸▶ 神门**
找到神门，用艾条回旋灸法灸治10~15分钟，以出现循经感传为佳。

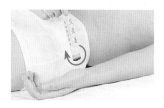

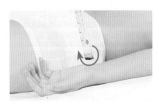

2 **回旋灸▶ 大陵**
用艾条回旋灸法灸治大陵10~15分钟，以局部皮肤潮红为度。

3 **回旋灸▶ 内关**
用艾条回旋灸法灸治内关10~15分钟，以出现红晕为佳。

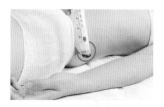

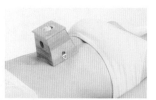

4 **温和灸▶ 中脘**
找到中脘，将内置艾条的艾灸盒放于穴位处灸治10~15分钟，以皮肤潮红为度。

▶醒脑安神用艾灸，

缓解神经衰弱

神经衰弱是指大脑由于长期情绪紧张及精神压力，从而使精神活动能力减弱的功能障碍性病症，处理不当可迁延达数年。

【选穴分析】神经衰弱多伴随脑疲劳症状，灸治百会，能调节中枢神经功能；神经衰弱常因心神被扰所致，灸治神门、内关，能舒缓紧绷的神经；神经衰弱还多伴有精神差、胃口差等症状，灸治三阴交，能疏肝解郁、健脾开胃。

穴位定位

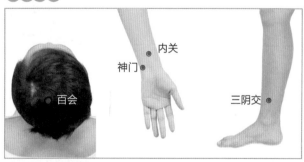

内关

神门

百会

三阴交

—— 特效艾灸疗法 ——

1 悬灸▸ 百会

找到百会，用艾条悬灸法灸治10 ~ 15分钟，以有热感为度。

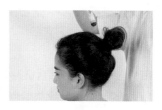

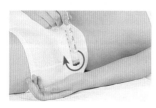

2 回旋灸▸ 神门

找到神门，用艾条回旋灸法灸治10 ~ 15分钟，以潮红为度。

3 回旋灸▸ 内关

用艾条回旋灸法灸治内关10 ~ 15分钟，以潮红为度。

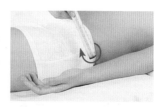

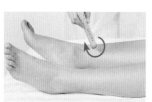

4 回旋灸▸ 三阴交

用艾条回旋灸法灸治三阴交10 ~ 15分钟，以出现红晕为度。

灸除疲劳综合征，

养足精神有活力

疲劳综合征患者通常心理方面的异常表现要比身体方面的症状出现得早，自觉较为突出，其疲劳感多源于体内的各种功能失调。

【选穴分析】疲劳综合征既有脑疲劳，又有体疲劳，灸治百会，能改善脑血管血液循环，缓解脑疲劳，使人头清目明；灸治脾俞、肾俞、足三里，能健脾胃、补阳气、旺气血、强体质，使身体充满活力，减少疲乏感。

穴位定位

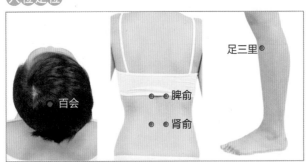

——— 特效艾灸疗法 ———

1 **悬灸 ▶ 百会**
找到百会，用艾条悬灸法灸治10 ~ 15分钟，以有热感为度。

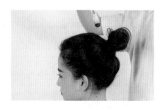

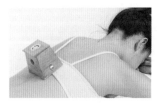

2 **温和灸 ▶ 脾俞**
将内置艾条的艾灸盒放于脾俞上，灸治10 ~ 15分钟，以潮红为度。

3 **温和灸 ▶ 肾俞**
将内置艾条的艾灸盒放于肾俞上，灸治10 ~ 15分钟，以潮红为度。

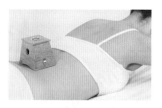

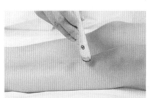

4 **悬灸 ▶ 足三里**
用艾条悬灸法灸治足三里10 ~ 15分钟，以出现循经感传为佳。

▶祛风散寒通经络，

赶走空调病

空调病指长时间在空调环境下工作学习的人，因空气不流通，环境不佳，出现鼻塞、头昏、打喷嚏、乏力、记忆力减退等症状。

【选穴分析】在空调环境中，内外温差大及空气不流通，容易出现各种不适。选取梁丘、膝阳关、阳陵泉、足三里灸治，艾灸的热力、药效与经穴的作用，能有效缓解腰膝关节不适、疏通经络、祛风散寒、强身健体。

穴位定位

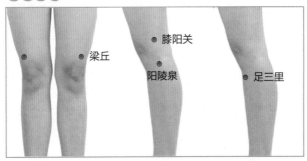

特效艾灸疗法

1 回旋灸▶ 梁丘

找到梁丘，用艾条回旋灸法灸治10～15分钟，以局部皮肤红润并有热感为度。

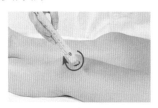

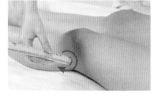

2 回旋灸▶ 膝阳关

用艾条回旋灸法灸治膝阳关10～15分钟，以皮肤红润为度。

3 回旋灸▶ 阳陵泉

用艾条回旋灸法灸治阳陵泉10～15分钟，以有温热感为度。

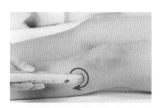

4 回旋灸▶ 足三里

用艾条回旋灸法灸治足三里10～15分钟，以潮红为度。

▶痰湿气滞一并除,

缓解肥胖症

肥胖是指一定程度的明显超重与脂肪层过厚,是体内脂肪尤其是甘油三酯积聚过多而导致的一种状态,容易引起心血管病。

【依症状探疾病】

●痰湿阻滞型:肥胖,身体重着,喜食肥甘厚味,常感头昏胸闷,神疲乏力,脘腹胀满,恶心痰多,嗜睡。

●气滞血瘀型:肥胖,伴面暗唇紫,胸闷气短,腹部胀满,嗜睡,记忆力减退,皮肤可见瘀斑。

穴位定位

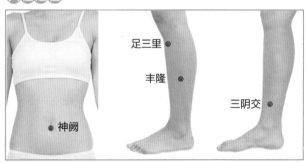

特效艾灸疗法

1 温和灸▶ **神阙**

找到神阙，将内置艾条的艾灸盒放于穴位上灸治10~15分钟，以皮肤温热为度。

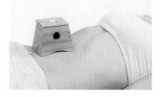

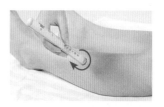

2 回旋灸▶ **足三里**

找到足三里，用艾条回旋灸法来回灸治10~15分钟，以潮红为度。

3 回旋灸▶ **丰隆**

用艾条回旋灸法来回灸治丰隆10~15分钟，以潮红为度。

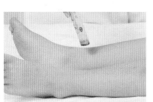

4 温和灸▶ **三阴交**

用艾条温和灸法灸治三阴交10~15分钟，以潮红为度。

临证
加减 ▶ **痰湿阻滞者**

1 温和灸 ▶ 中脘

将内置艾条的艾灸盒放于中脘上灸治10~15分钟。

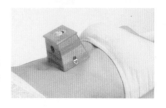

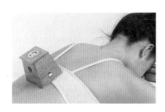

2 温和灸 ▶ 脾俞

将内置艾条的艾灸盒放于脾俞上灸治10~15分钟。

临证
加减 ▶ **气滞血瘀者**

1 回旋灸 ▶ 太冲

用艾条回旋灸法灸治太冲10~15分钟，以潮红为度。

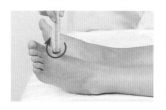

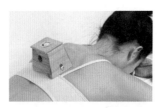

2 温和灸 ▶ 膈俞

将内置艾条的艾灸盒放于膈俞上灸治10~15分钟。

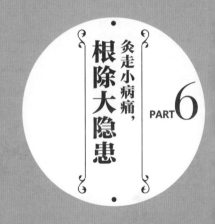

PART 6

灸走小病痛，根除大隐患

艾灸自古以来就是为人类谋求健康的工具，
作为中医药的一份子，
它在"济世"历史中具有重要的贡献。
让艾灸为我们所用，
灸走生活中的小病痛，
根除重大疾病的隐患，
解除疾苦，捍卫健康。

健体除感冒，

散寒不可少

感冒为常见多发病，其发病之广，是其他任何疾病都无法与之相比的。轻型感冒可不药而愈，重症感冒却会影响工作和生活。

【依症状探疾病】

●**风寒侵袭型：**恶寒重，发热轻，无汗，头痛，肢节酸痛，鼻塞，时流清涕，喉痒，咳嗽，痰吐稀薄色白。

●**体虚气弱型：**年老或体质虚弱，或病后，产后体弱，气虚阴亏，容易反复感冒，或感冒后缠绵不愈。

穴位定位

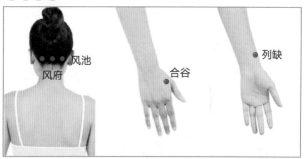

风池

风府

合谷

列缺

特效艾灸疗法

1 回旋灸 ▶ 风池

找到风池，用艾条回旋灸法来回灸治10~15分钟，以患者感觉温热舒适为宜。

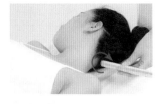

2 回旋灸 ▶ 风府

用艾条回旋灸法来回灸治风府10~15分钟，以患者感觉温热舒适为宜。

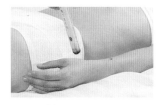

3 温和灸 ▶ 合谷

用艾条温和灸法灸治合谷10~15分钟，以潮红为度。

4 温和灸 ▶ 列缺

用艾条温和灸法灸治列缺10~15分钟，以潮红为度。

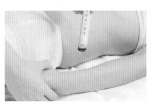

临证
加减 **风寒侵袭者**

1 温和灸▸ **风门**
将内置艾条的艾灸盒放于风门上灸治10～15分钟。

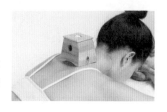

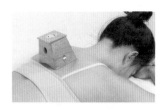

2 温和灸▸ **肺俞**
将内置艾条的艾灸盒放于肺俞上灸治10～15分钟。

临证
加减 **体虚气弱者**

1 温和灸▸ **大椎**
将内置艾条的艾灸盒放于大椎上灸治10～15分钟。

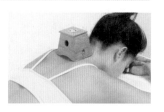

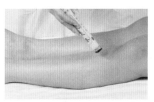

2 温和灸▸ **足三里**
用艾条温和灸法灸治足三里10～15分钟，以循经感传为度。

▶疏散风寒，除痰湿，

咳嗽即止

咳嗽是呼吸系统疾病的主要症状，有声无痰称为咳，有痰无声称为嗽，有痰有声谓之咳嗽。临床上多为痰声并见，故称咳嗽。

【依症状探疾病】

● **风寒袭肺型**：咳声重浊，气急，喉痒，咳痰稀薄色白，常伴鼻塞，流清涕，头痛，肢体酸楚，恶寒发热。

● **痰湿蕴肺型**：咳嗽反复发作，尤以晨起咳甚，咳声重浊，痰多，痰黏腻或稠厚成块，胸闷，痰出则咳缓。

穴位定位

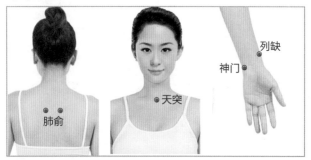

列缺

神门

天突

肺俞

特效艾灸疗法

1 温和灸▶ 肺俞

将内置艾条的艾灸盒放于肺俞上灸治10~15分钟，至局部皮肤潮红为度。

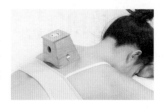

2 温和灸▶ 天突

找到天突，用艾条温和灸法灸治10~15分钟，以潮红为度。

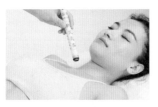

3 温和灸▶ 神门

用艾条温和灸法灸治神门10~15分钟，以出现红晕为度。

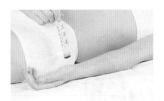

4 温和灸▶ 列缺

用艾条温和灸法灸治列缺10~15分钟，以出现循经感传为佳。

临证
加减 **风寒袭肺者**

1 **回旋灸▸风池**
用艾条回旋灸法灸治
风池10～15分钟，以
局部有热感为度。

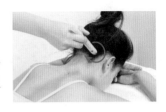

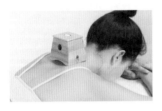

2 **温和灸▸风门**
将内置艾条的艾灸
盒置于风门上灸治
10～15分钟。

临证
加减 **痰湿蕴肺者**

1 **温和灸▸中脘**
将内置艾条的艾灸
盒置于中脘上灸治
10～15分钟。

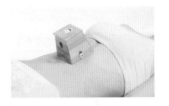

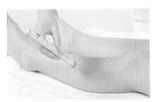

2 **温和灸▸丰隆**
用艾条温和灸法灸治
丰隆10～15分钟，以
循经感传为度。

▶艾灸平痰喘,

支气管炎不再犯

支气管炎是指气管、支气管黏膜及其周围组织的慢性非特异性炎症,以长期咳嗽、咳痰、喘息以及反复呼吸道感染为特征。

【选穴分析】支气管炎多咳多痰,灸治气管分叉前的天突和胸中气机集聚的膻中,能减少咳嗽,促进痰液排出;灸治统调肺病的肺俞,能预防肺系疾病,还能止咳平喘;支气管炎病程多较长,需增强抵抗病邪的能力,可灸治足三里。

穴位定位

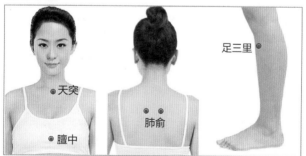

足三里

天突

肺俞

膻中

特效艾灸疗法

1 悬灸▶ 天突

找到天突，用艾条悬灸法灸治10~15分钟，以有热感为度。

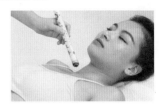

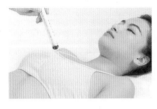

2 悬灸▶ 膻中

用艾条悬灸法灸治膻中10~15分钟，以有热感为度。

3 温和灸▶ 肺俞

将内置艾条的艾灸盒放于肺俞上灸治10~15分钟，以局部皮肤潮红为度。

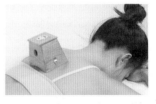

4 温和灸▶ 足三里

用艾条温和灸法灸治足三里10~15分钟，以出现循经感传现象为佳。

打嗝难止，

调好气机健脾胃

打嗝，中医称之为呃逆，指气从胃中上逆，喉间频频作声，声音急而短促，是生理上常见的一种现象，由横膈膜痉挛收缩引起。

【依症状探疾病】

●**气机郁滞型：** 呃逆连声，常因情志不畅而诱发或加重，胸胁满闷，脘腹胀满，纳减嗳气，肠鸣矢气。

●**脾胃阳虚型：** 呃声低长无力，气不得续，泛吐清水，脘腹不舒，喜温喜按，手足不温，食少乏力。

穴位定位

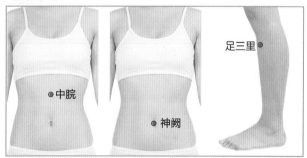

足三里●

●中脘

●神阙

特效艾灸疗法

1 温和灸 ▶ 中脘
将内置艾条的艾灸盒放于中脘上灸治10~15分钟，以局部皮肤潮红为度。

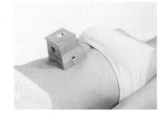

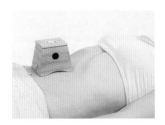

2 温和灸 ▶ 神阙
将内置艾条的艾灸盒放于神阙上灸治10~15分钟，以局部皮肤潮红为度。

3 温和灸 ▶ 足三里
找到足三里，用艾条温和灸法灸治10~15分钟，以出现循经感传现象为佳。

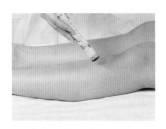

临证
加减 ▷ **气机郁滞者**

1 温和灸 ▸ **肝俞**

将内置艾条的艾灸盒放于肝俞上灸治10～15分钟。

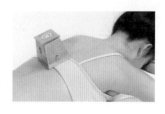

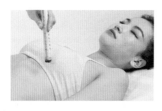

2 温和灸 ▸ **期门**

用艾条温和灸法灸治期门10～15分钟，以有热感为度。

临证
加减 ▷ **脾胃阳虚者**

1 温和灸 ▸ **脾俞**

将内置艾条的艾灸盒放于脾俞上灸治10～15分钟。

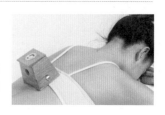

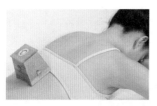

2 温和灸 ▸ **胃俞**

将内置艾条的艾灸盒放于胃俞上灸治10～15分钟。

▶调和肝脾胃，

呕吐止，饮食佳

呕吐是由于胃失和降、胃气上逆所致的以饮食、痰涎等胃内之物从胃中上涌，自口而出为临床特征的一种病症。

【依症状探疾病】

●**肝气犯胃型**：呕吐吞酸，嗳气频作，胸胁胀满，烦闷不舒，每因情志不遂而呕吐吞酸更甚。

●**脾胃虚弱型**：饮食稍有不慎，或稍有劳倦，即易呕吐，时作时止，胃纳不佳，脘腹痞闷，口淡不渴。

穴位定位

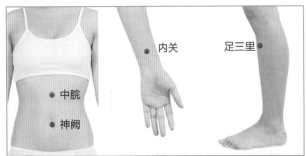

内关　　　足三里

中脘

神阙

特效艾灸疗法
---

1 温和灸▶ 中脘
将内置艾条的艾灸盒放于中脘上灸治5~10分钟，以潮红为度。

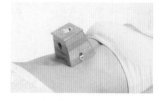

2 温和灸▶ 神阙
将内置艾条的艾灸盒放于神阙上灸治5~10分钟，以潮红为度。

3 温和灸▶ 内关
找到内关，用艾条温和灸法灸治10~15分钟，以潮红为度。

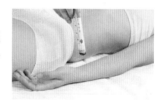

4 温和灸▶ 足三里
用艾条温和灸法灸治足三里10~15分钟，以患者感觉温热而不灼烫为度。

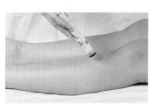

临证
加减 **肝气犯胃者**

1 温和灸 ▶ **肝俞**
将内置艾条的艾灸盒放于肝俞上灸治5~10分钟。

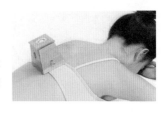

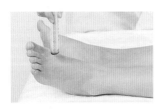

2 温和灸 ▶ **太冲**
用艾条温和灸法灸治太冲10~15分钟，以潮红为度。

临证
加减 **脾胃虚弱者**

1 温和灸 ▶ **脾俞**
将内置艾条的艾灸盒放于脾俞上灸治5~10分钟。

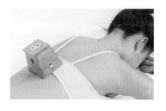

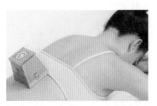

2 温和灸 ▶ **胃俞**
将内置艾条的艾灸盒放于胃俞上灸治3~5分钟，以潮红为度。

▶灸除实寒虚寒，

饮食好，不胃痛

胃痛是指上腹胃脘部近心窝处发生疼痛，引起胃痛的疾病原因有很多，如急、慢性胃炎，胃、十二指肠溃疡病等。

【依症状探疾病】

●**寒邪客胃型**：胃痛暴作，甚则拘急作痛，得热痛减，遇寒痛增，口淡不渴，或喜热饮。

●**脾胃虚寒型**：胃痛隐隐，绵绵不休，冷痛不适，喜温喜按，空腹痛甚，得食则缓，劳累或食冷后疼痛发作。

穴位定位

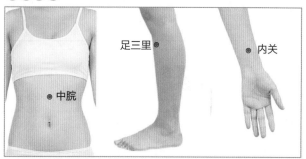

足三里●

●内关

●中脘

特效艾灸疗法

1　温和灸▶中脘

找到中脘，将内置艾条的艾灸盒放于穴位上灸治10～15分钟，以患者感觉局部温热舒适为度。

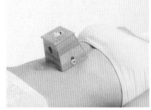

2　温和灸▶足三里

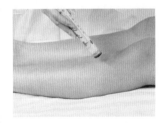

找到足三里，用艾条温和灸法灸治10～15分钟，以局部皮肤出现红晕为度。

3　温和灸▶内关

用艾条温和灸法灸治内关10～15分钟，以局部皮肤潮红为度。

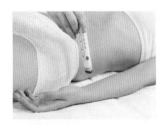

^{临证}^{加减} **寒邪客胃者**

1 温和灸▶ 胃俞

将内置艾条的艾灸盒放于胃俞上灸治10～15分钟。

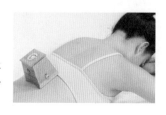

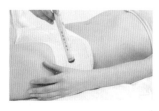

2 温和灸▶ 合谷

用艾条温和灸法灸治合谷10～15分钟，以出现红晕为度。

---

^{临证}^{加减} **脾胃虚寒者**

1 温和灸▶ 脾俞

将内置艾条的艾灸盒放于脾俞上灸治10～15分钟。

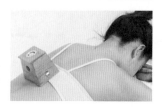

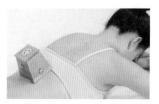

2 温和灸▶ 胃俞

将内置艾条的艾灸盒放于胃俞上灸治10～15分钟。

▶理气举陷用艾灸，

胃好不下垂

胃下垂是指站立时胃大弯抵达盆腔，胃小弯弧线最低点降到髂嵴联线以下，主要是膈肌悬力不足，支撑内脏器官韧带松弛所致。

【依症状探疾病】

●**脾虚气陷型**：面色萎黄，不思饮食，食后脘腹胀闷，嗳气不舒，困乏无力，形体消瘦，气短懒言。

●**肝郁气滞型**：胃脘或胀或痛，胁肋胀痛，嗳气呕吐，不欲饮食，腹坠胀，气虚，神疲乏力。

穴位定位

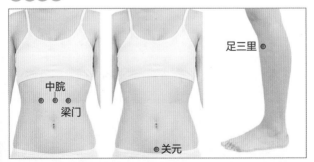

足三里

中脘

梁门

关元

特效艾灸疗法

1 温和灸▶ **中脘**
找到中脘，将内置艾条的艾灸盒放于穴位上灸治10～15分钟，以皮肤潮红为度。

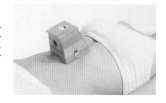

2 温和灸▶ **梁门**
将内置艾条的艾灸盒放于梁门上灸治10～15分钟，至局部皮肤潮红为止。

3 温和灸▶ **关元**
将内置艾条的艾灸盒放于关元上灸治10～15分钟，至局部皮肤潮红为止。

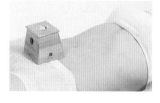

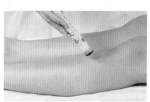

4 温和灸▶ **足三里**
找到足三里，用艾条温和灸法灸治10～15分钟，以出现循经感传现象为佳。

临证加减 〉 **脾虚气陷者**

1 **温和灸** ▸ **百会**

用艾条温和灸法灸治百会10～15分钟，以有热感为度。

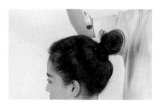

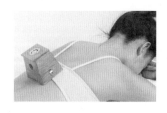

2 **温和灸** ▸ **脾俞**

将内置艾条的艾灸盒放于脾俞上灸治10～15分钟。

临证加减 〉 **肝郁气滞者**

1 **温和灸** ▸ **肝俞**

将内置艾条的艾灸盒放于肝俞上灸治10～15分钟。

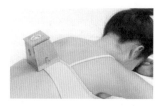

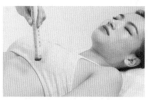

2 **温和灸** ▸ **期门**

用艾条温和灸法灸治期门10～15分钟，以有热感为度。

▶艾灸护胃养胃，

解除胃痉挛

胃痉挛就是胃部肌肉抽搐，主要表现为上腹痛、呕吐等。出现胃痉挛时，主要是对症治疗，解痉止痛、止呕。

【选穴分析】中脘为胃之募穴，可用治一切腑病，尤以胃的疾患为先，能和胃健脾、降逆利水；足三里为胃经之合穴，能生发胃气、燥化脾湿；胃俞为胃之背俞穴，能健脾和胃，养护胃腑。诸穴合用，能有效缓解胃痉挛。

穴位定位

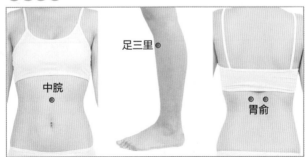

—— 特效艾灸疗法 ——

1 温和灸▶ 中脘

找到中脘，将内置艾条的艾灸盒放于穴位上灸治10～15分钟，以皮肤温热为度。

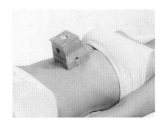

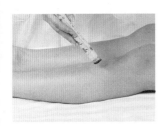

2 温和灸▶ 足三里

用艾条温和灸法灸治足三里10～15分钟，以出现循经感传现象为佳。

3 温和灸▶ 胃俞

将内置艾条的艾灸盒放于胃俞上灸治10～15分钟，以局部皮肤温热为度。

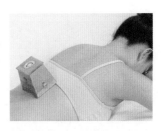

▶艾灸养好脾胃，

不再消化不良

消化不良是由胃动力障碍所引起的疾病，也包括胃蠕动不好的胃轻瘫和食管反流病，主要表现为上腹痛、早饱、腹胀、嗳气等。

【选穴分析】消化不良，一是胃本身的问题，灸治胃体表的中脘、神阙，可有效暖胃行气、和胃止痛、增加消化液的分泌、促进胃排空；二是受脾的影响，气行无力，胃气受阻，灸治足三里能健脾和胃助消化，从根源解决问题。

穴位定位

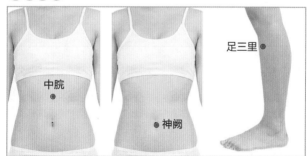

足三里

中脘

神阙

特效艾灸疗法

1 温和灸▸ **中脘**
找到中脘，将内置艾
条的艾灸盒放于穴位
上灸治10～15分钟，
以有热感为度。

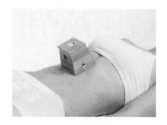

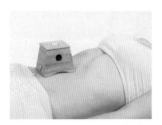

2 温和灸▸ **神阙**
将内置艾条的艾灸
盒放于神阙上灸治
10～15分钟，以有热
感为度。

3 温和灸▸ **足三里**
用艾条温和灸法灸治
足三里10～15分钟，
以潮红为度。

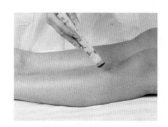

▶调气利水湿，

腹胀烦恼除

腹胀是一种常见的消化系统症状，引起腹胀的原因主要见于胃肠道胀气、各种原因所致的腹水、腹腔肿瘤等。

【选穴分析】腹胀主要是因消化道问题产生的气胀和积胀，因腹水过多导致的腹胀也较常见。灸治中脘、足三里、脾俞、胃俞，能促进胃肠蠕动，还能增强体质、健脾化湿，减少腹水的生成及加快腹水的消除，缓解腹部胀满不适。

穴位定位

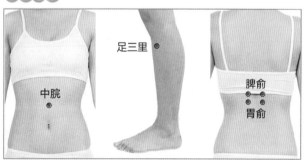

足三里

中脘

脾俞

胃俞

特效艾灸疗法

1 温和灸▶中脘

找到中脘，将内置艾条的艾灸盒放于穴位上灸治10~15分钟，以潮红为度。

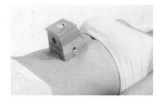

2 温和灸▶足三里

找到足三里，用艾条温和灸法灸治10~15分钟，以潮红为度。

3 温和灸▶脾俞

将内置艾条的艾灸盒放于脾俞上灸治10~15分钟，以有热感为度。

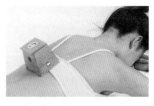

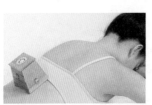

4 温和灸▶胃俞

将内置艾条的艾灸盒放于胃俞上灸治10~15分钟，以有热感为度。

▶降低肠胃敏感度，

改善肠易激综合征

肠易激综合征是由胃肠道动力异常或肠道感染所引起的肠道功能紊乱性疾病，主要临床表现有腹痛、腹胀、腹泻或便秘、恶心等。

【选穴分析】肠易激综合征的症状以腹部胃肠不适为主，故灸治腰腹部的经穴中脘、神阙、气海，能调理胃肠功能，缓解症状。功能性疾病多与情志相关，灸治内关，能调理腹腔内脏的气机功能，也能调节胃肠自主神经、舒缓情志。

穴位定位

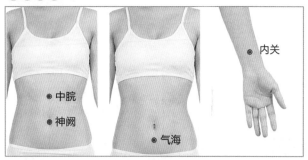

◎ 内关

◎ 中脘

◎ 神阙

◎ 气海

—— 特效艾灸疗法 ——

1 **温和灸▶ 中脘**
将内置艾条的艾灸盒放于中脘上灸治10～15分钟，以局部皮肤出现红晕为度。

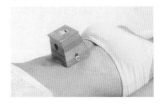

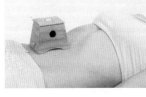

2 **温和灸▶ 神阙**
将内置艾条的艾灸盒放于神阙上灸治10～15分钟，以潮红为度。

3 **温和灸▶ 气海**
将内置艾条的艾灸盒放于气海上灸治10～15分钟，以局部皮肤出现红晕为度。

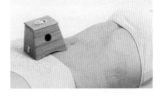

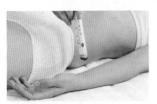

4 **温和灸▶ 内关**
用艾条温和灸法灸治内关10～15分钟，以出现红晕为度。

腹泻便稀次数多，

艾灸健脾除寒湿

腹泻是大肠疾病最常见的一种症状，是指排便次数明显超过日常习惯的排便次数，粪质稀薄，水分增多，每日排便总量超过200克。

【依症状探疾病】

●**寒湿困脾型**：腹泻清稀，甚则如水样，腹痛肠鸣，食少，若兼外感风寒，则恶寒发热头痛，肢体酸痛。

●**脾气虚弱型**：稍进油腻食物或饮食稍多，即发生腹泻，伴有未消化食物，大便时泻时溏，迁延反复。

穴位定位

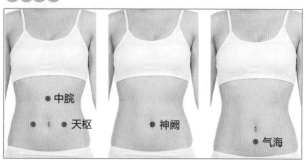

中脘　天枢　神阙　气海

—— 特效艾灸疗法 ——

1 温和灸▸ **中脘**
找到中脘，将内置艾条的艾灸盒放于穴位上灸治10～15分钟，以有热感为度。

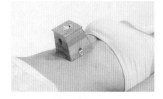

2 温和灸▸ **天枢**
将内置艾条的艾灸盒放于天枢上灸治10～15分钟，以潮红为度。

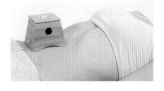

3 温和灸▸ **神阙**
将内置艾条的艾灸盒放于神阙上灸治10～15分钟，以潮红为度。

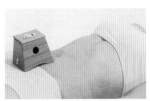

4 温和灸▸ **气海**
将内置艾条的艾灸盒放于气海上灸治10～15分钟，以潮红为度。

临证加减▶ 寒湿困脾者

1 温和灸▶ 脾俞
将内置艾条的艾灸盒放于脾俞上灸治10~15分钟。

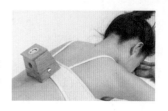

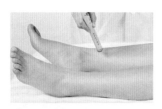

2 温和灸▶ 三阴交
用艾条温和灸法灸治三阴交10~15分钟，以潮红为度。

临证加减▶ 脾气虚弱者

1 温和灸▶ 足三里
用艾条温和灸法灸治足三里10~15分钟，以潮红为度。

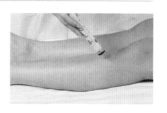

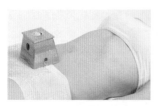

2 温和灸▶ 关元
将内置艾条的艾灸盒放于关元上灸治10~15分钟。

▶艾灸通肠胃，

赶走便秘身轻松

便秘是临床常见的复杂症状，而不是一种疾病，主要是指排便次数减少、粪便量减少、粪便干结、排便费力等。

【依症状探疾病】

●**气机郁滞型**：大便干结，或不甚干结，欲便不得出，或便而不畅，肠鸣矢气，腹中胀痛，胸胁满闷。

●**阴寒积滞型**：大便艰涩，腹痛拘急，胀满拒按，胁下偏痛，手足不温，呃逆呕吐。

穴位定位

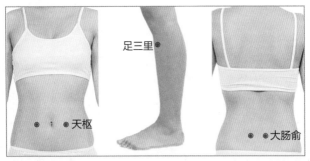

足三里

天枢

大肠俞

———— 特效艾灸疗法 ————

1 **温和灸 ▸ 天枢**
将内置艾条的艾灸盒放于天枢上灸治10～15分钟，以透热为度。

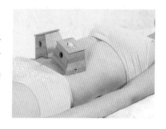

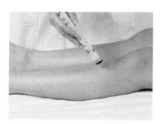

2 **温和灸 ▸ 足三里**
找到足三里，用艾条温和灸法灸治10～15分钟，以潮红为度。

3 **温和灸 ▸ 大肠俞**
将内置艾条的艾灸盒放于大肠俞上灸治10～15分钟，以透热为度。

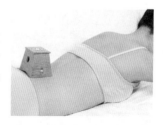

气机郁滞者

1 **温和灸▶ 肝俞**

将内置艾条的艾灸
盒放于肝俞上灸治
10～15分钟。

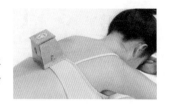

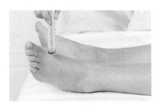

2 **温和灸▶ 太冲**

用艾条温和灸法灸治
太冲10～15分钟，以
出现红晕为度。

阴寒积滞者

1 **温和灸▶ 关元**

将内置艾条的艾灸
盒放于关元上灸治
10～15分钟。

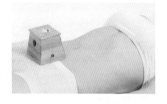

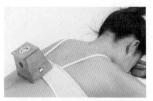

2 **温和灸▶ 脾俞**

将内置艾条的艾灸
盒放于脾俞上灸治
10～15分钟。

脱肛多是气虚致，

升阳举陷用艾灸

脱肛又称直肠脱垂，是直肠黏膜或直肠壁全层脱出于肛门之外的病症。临床上可根据其脱垂程度分为部分脱垂和完全脱垂。

【选穴分析】百会在头顶，灸治后能升阳举陷，调节肛肠神经及肛肠肌的收缩力；神阙、气海居于中下腹部，灸治此二穴能温中益气、行气化湿、补虚固脱。诸穴合用，能益气升阳、通络化浊、止脱回固，缓解脱肛。

穴位定位

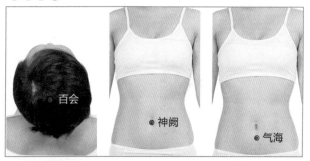

百会

● 神阙

● 气海

特效艾灸疗法

1 温和灸▸ **百会**
用艾条温和灸法灸治百会10~15分钟，以局部皮肤温热为度。

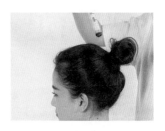

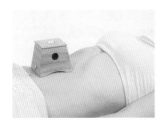

2 温和灸▸ **神阙**
将内置艾条的艾灸盒放于神阙上灸治10~15分钟，以透热为度。

3 温和灸▸ **气海**
将内置艾条的艾灸盒放于气海上灸治10~15分钟，以透热为度。

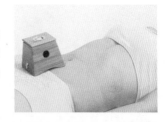

▶调脾肾，利水湿，

水肿自退

水肿是指血管外的组织间隙中有过多的体液积聚，是全身出现气化功能障碍的一种表现，与肺、脾、肾、三焦各脏腑密切相关。

【选穴分析】灸治水分、脾俞、三阴交，能健脾和胃、化痰祛湿，促进营养的消化吸收，减少中焦湿热蕴积，达到化湿消肿的效果；灸治肾俞、太溪、阴陵泉，能补肾温阳、利尿化湿，促进血液循环，减少水液外渗，加快水湿排泄。

穴位定位

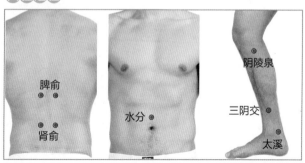

特效艾灸疗法

1 温和灸▸ 脾俞

将内置艾条的艾灸盒放于脾俞上，灸治10～15分钟，至局部皮肤温热舒适为宜。

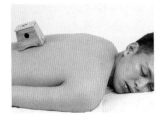

2 温和灸▸ 肾俞

将内置艾条的艾灸盒放于肾俞上，灸治10～15分钟，至局部皮肤温热舒适为宜。

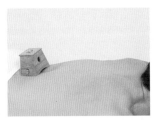

3 隔姜灸▸ 水分

用隔姜灸法灸治水分，若有灼痛感时，可更换艾炷再灸，施灸7壮，每日1次。

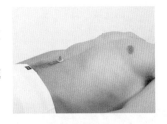

4 回旋灸▶ **三阴交**

找到三阴交，用艾条回旋灸法来回灸治10~15分钟，以潮红为度。

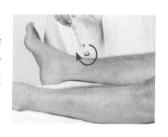

5 回旋灸▶ **太溪**

用艾条回旋灸法来回灸治太溪10~15分钟，以潮红为度。

6 回旋灸▶ **阴陵泉**

用艾条回旋灸法来回灸治阴陵泉10~15分钟，以潮红为度。

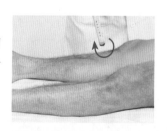

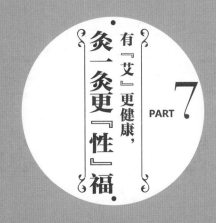

有『艾』更健康, 灸一灸更『性』福

PART 7

艾灸以火攻邪，直达病灶，
化瘀滞、祛风寒、补气血、通经络。
一团艾草、几个穴位，
每日坚持十几分钟，
就能有效缓解尴尬的两性病症，
让生命之火烧得旺旺的，
让家庭有"艾"更幸福。

调顺月经不调，

气血很关键

月经不调是指月经的周期、经色、经量、经质发生了改变。中医认为本病多由肾虚致冲、任功能失调，或脾虚不能生血等引起。

【依症状探疾病】

●气滞血瘀型：月经后期，量少色暗有块，排出不畅，伴有少腹胀痛，乳胀胁痛，精神抑郁。

●寒凝胞宫型：月经后期，量少色暗，有块，或色淡质稀，伴有小腹冷痛，喜温喜按，得热则减。

穴位定位

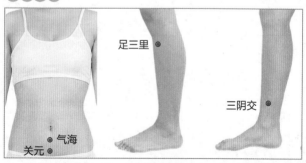

足三里

三阴交

气海

关元

特效艾灸疗法

1 温和灸▸ **气海**

将内置艾条的艾灸盒固定在气海上施灸，灸治10分钟，以皮肤潮红为度。

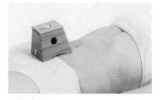

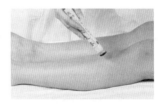

2 温和灸▸ **关元**

将内置艾条的艾灸盒固定在关元上施灸，灸治10分钟，以皮肤潮红为度。

3 温和灸▸ **足三里**

用艾条温和灸法灸治足三里5～10分钟，以潮红为度。

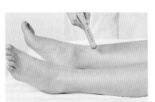

4 温和灸▸ **三阴交**

用艾条温和灸法灸治三阴交5～10分钟，以潮红为度。

临证
加减 **气滞血瘀者**

1 **温和灸▸ 太冲**
用艾条温和灸法灸治
太冲5~10分钟，以
潮红为度。

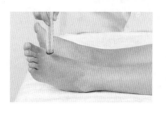

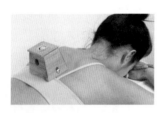

2 **温和灸▸ 膈俞**
将内置艾条的艾灸盒
固定在膈俞上，灸治
10分钟。

临证
加减 **寒凝胞宫者**

1 **温和灸▸ 命门**
将内置艾条的艾灸盒
固定在命门上，灸治
10分钟。

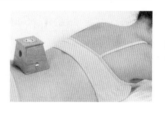

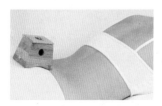

2 **温和灸▸ 八髎**
将内置艾条的艾灸盒
固定在八髎上，灸治
10分钟。

通则不痛经，

常灸疼痛消

痛经又称"月经痛"，是指妇女在月经前后或经期，出现下腹部或腰骶部剧烈疼痛，严重时伴有恶心、呕吐、腹泻，甚则昏厥。

【依症状探疾病】

●**寒凝胞宫型：**经前数日或经期小腹冷痛，得热痛减，按之痛甚，经量偏少，经色暗黑有块，或畏冷身痛。

●**气血虚弱型：**经后一两天或经期小腹隐隐作痛，或小腹及阴部空坠，喜揉按，月经量少，色淡质薄。

穴位定位

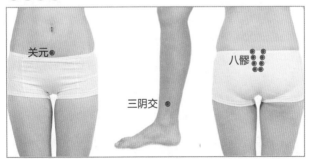

特效艾灸疗法

1 **温和灸▸ 关元**
将内置艾条的艾灸盒固定在关元上施灸10分钟，以皮肤出现红晕为度。

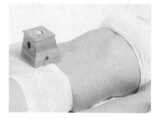

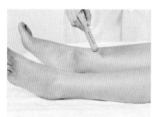

2 **悬灸▸ 三阴交**
用艾条悬灸法灸治三阴交10分钟，以出现红晕为度。

3 **温和灸▸ 八髎**
将内置艾条的艾灸盒固定在八髎上施灸15分钟，以透热为度。

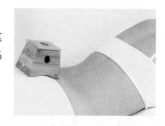

临证
加减 **寒凝胞宫者**

1 温和灸▶ **命门**

将内置艾条的艾灸盒
固定在命门上施灸10
分钟，以潮红为度。

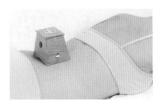

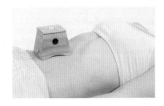

2 温和灸▶ **神阙**

将内置艾条的艾灸盒
固定在神阙上施灸10
分钟，以潮红为度。

临证
加减 **气血虚弱者**

1 温和灸▶ **脾俞**

将内置艾条的艾灸盒
固定在脾俞上施灸10
分钟，以潮红为度。

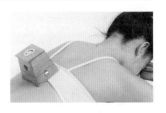

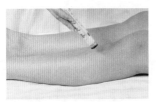

2 温和灸▶ **足三里**

用艾条温和灸法灸治
足三里10分钟，以出
现红晕为度。

▶不再无端闭经，

气血通畅经血来

闭经是指妇女应有月经而超过一定时限仍未来潮。多为内分泌系统的月经调节机能失常、子宫因素以及全身性疾病所致。

【选穴分析】天枢是升降清浊之枢纽，能调中和胃、理气健脾；关元能养护一身元气，善治妇科病症，灸治此穴，能调经止带；中极、归来位居下腹部，对于调理内在不通的疾病疗效亦显著，长期灸治，能调理月经。

穴位定位

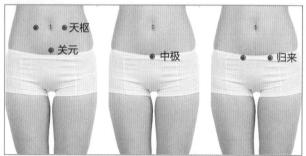

天枢
关元
中极
归来

特效艾灸疗法

1　温和灸▸ 天枢

将内置艾条的艾灸盒放于天枢上，灸治5~10分钟，以透热为度。

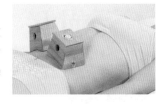

2　温和灸▸ 关元

将内置艾条的艾灸盒放于关元上，灸治5~10分钟，以透热为度。

3　温和灸▸ 中极

将内置艾条的艾灸盒放于中极上，灸治5~10分钟，以透热为度。

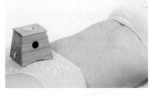

4　温和灸▸ 归来

用温和灸法灸治归来10分钟，以局部透热为度。

▶灸到血止，

不再崩漏

崩漏相当于西医的功能性子宫出血，其发病急骤，暴下如注，大量出血者为"崩"；病势缓，出血量少，淋漓不绝者为"漏"。

【选穴分析】崩漏为血的流失，病在子宫，"下病上治"，灸治百会，能升提正气、止血固崩；崩漏多是由体虚血瘀，肝脾肾三脏气血阴阳失调所致，灸治血海、隐白、大敦，能益气摄血、活血止血、清肝理脾以统血固崩。

穴位定位

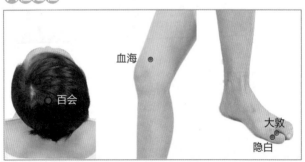

血海

百会

大敦

隐白

特效艾灸疗法

1 雀啄灸▸ 百会
找到百会，用艾条雀啄灸法灸治10分钟，以有热感为度。

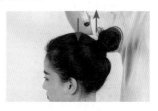

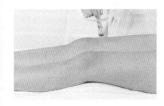

2 温和灸▸ 血海
找到血海，用艾条温和灸法灸治10分钟，以出现红晕为度。

3 温和灸▸ 隐白
用艾条温和灸法灸治隐白10分钟，以施灸部位出现红晕为度。

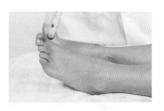

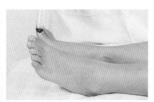

4 温和灸▸ 大敦
用艾条温和灸法灸治大敦10分钟，以施灸部位出现红晕为度。

灸好带下病，

没有异味好轻松

带下病指阴道分泌多量或少量的白色分泌物，有臭味及异味，色泽异常，常与生殖系统局部炎症、肿瘤或身体虚弱等因素有关。

【选穴分析】胆经上的带脉，是治疗带下病的特效穴，灸治此穴，能清肝利胆、祛湿止带；带下病，病位在子宫，居于下腹部，故灸腹部（下腹部为主）的神阙、气海、关元，能改善局部血液循环，加快炎症消除。

穴位定位

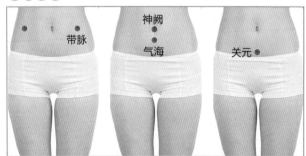

神阙

带脉

气海

关元

——— 特效艾灸疗法 ———

1 温和灸▸ 带脉

用艾条温和灸法灸治带脉10分钟，以潮红为度。

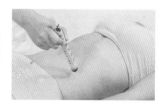

2 温和灸▸ 神阙

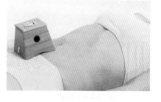

将内置艾条的艾灸盒放于神阙上，灸治10~15分钟，以透热为度。

3 温和灸▸ 气海

将内置艾条的艾灸盒放于气海上，灸治10~15分钟，以透热为度。

4 温和灸▸ 关元

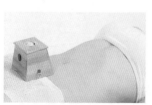

将内置艾条的艾灸盒放于关元上，灸治10~15分钟，以透热为度。

▶增强托举力,

改善子宫脱垂

子宫脱垂是指子宫从常位沿阴道向下移位,主要是支托子宫及盆腔脏器的组织损伤或失去支托力,以及骤然或长期增加腹压所致。

【选穴分析】子宫脱垂,多因虚不固摄所致,灸治带脉、神阙、阴交、气海,能有效补肾益气、提升阳气、固守胞宫,改善腹腔内的血液循环,使子宫和韧带得以荣养,也能加快胃肠蠕动,减小腹腔压力,使子宫不易受压下垂。

穴位定位

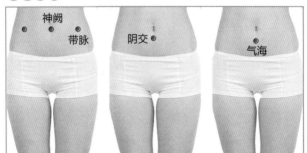

特效艾灸疗法

1 温和灸▶ 带脉

用艾条温和灸法灸治带脉10分钟，以温热为度。

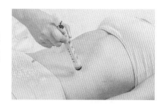

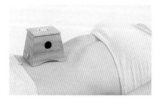

2 温和灸▶ 神阙

将内置艾条的艾灸盒放于神阙上，灸治10～15分钟，以透热为度。

3 温和灸▶ 阴交

用艾条温和灸法灸治阴交10～15分钟，以透热为度。

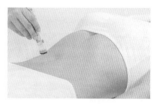

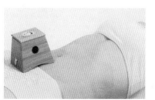

4 温和灸▶ 气海

将内置艾条的艾灸盒放于气海上，灸治10～15分钟，以透热为度。

▶补肾藏精,

不再遗精

遗精是指无性交而精液自行外泄的一种男性疾病。睡眠时精液外泄者为梦遗,清醒时精液外泄者为滑精,统称为遗精。

【选穴分析】遗精多因虚不固摄或心神被扰所致,病变脏器主要为肾,艾灸肾俞、命门、腰眼、气海,以调补肾之阴阳、腹部气血经络为主,从而补肾壮阳、益气固精、调和阴阳、荣养心神。

穴位定位

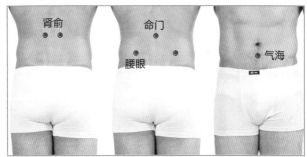

特效艾灸疗法

1　温和灸 ▶ **肾俞**

将内置艾条的艾灸盒放于肾俞上，灸治10~15分钟，至局部温热为宜。

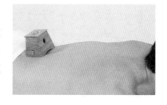

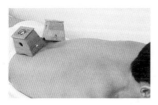

2　温和灸 ▶ **腰眼**

将内置艾条的艾灸盒放于腰眼上，灸治10~15分钟，至局部温热为宜。

3　温和灸 ▶ **命门**

将内置艾条的艾灸盒放于命门上，灸治10~15分钟，至局部温热为宜。

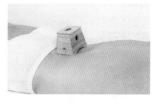

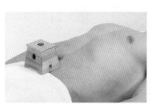

4　温和灸 ▶ **气海**

将内置艾条的艾灸盒放于气海上灸治10~15分钟，至局部温热舒适为宜。

▶艾灸利腰肾，

夫妻和谐不早泄

早泄是指性交时间极短，或阴茎插入阴道就射精，随后阴茎即疲软，不能正常进行性交的病症，是一种最常见的男性性功能障碍。

【选穴分析】早泄，为性交时出现的症状，主要归于肾，肾之阴阳与先天相关，靠后天气血补养，故灸治腰腹部经穴神阙、关元、肾俞、腰阳关，能很好地补肾壮阳、调和阴阳，疏通腹部生殖器的气血循环，改善性功能。

穴位定位

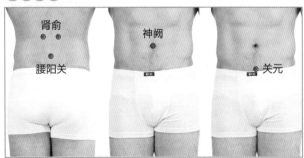

特效艾灸疗法

1 温和灸▸ 肾俞

将内置艾条的艾灸盒放于肾俞上灸治10～15分钟，至局部温热舒适为宜。

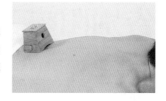

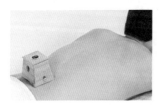

2 温和灸▸ 腰阳关

将内置艾条的艾灸盒放于腰阳关上灸治10～15分钟，至局部温热舒适为宜。

3 温和灸▸ 神阙

将内置艾条的艾灸盒放于神阙上，灸治10～15分钟，以透热为宜。

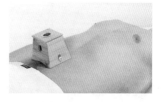

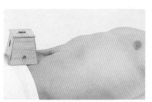

4 温和灸▸ 关元

将内置艾条的艾灸盒放于关元上，灸治10～15分钟，至局部温热舒适为宜。

▶增强自信，

告别阳痿

阳痿即勃起功能障碍，是指在企图性交时，阴茎勃起硬度不足以插入阴道，或阴茎勃起硬度维持时间不足以完成满意的性生活。

【依症状探疾病】

●**命门火衰型：**阳事不举，精薄清冷，阴囊、阴茎冰凉冷缩，或局部冷湿，腰酸膝软，头晕耳鸣，畏寒肢冷。

●**心脾受损型：**阳事不举，精神不振，夜寐不安，健忘，胃纳不佳，面色少华。

穴位定位

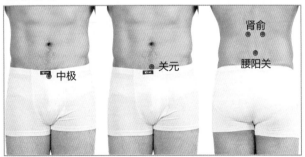

中极　　关元　　肾俞　　腰阳关

——— 特效艾灸疗法 ———

1 温和灸▸ **中极**
将内置艾条的艾灸盒放于中极上灸治10~15分钟, 至局部温热舒适为宜。

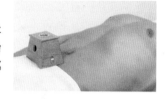

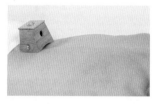

2 温和灸▸ **关元**
将内置艾条的艾灸盒放于关元上灸治10~15分钟, 至局部温热舒适为宜。

3 温和灸▸ **肾俞**
将内置艾条的艾灸盒放于肾俞上灸治10~15分钟, 以透热为宜。

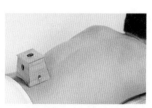

4 温和灸▸ **腰阳关**
将内置艾条的艾灸盒放于腰阳关上灸治10~15分钟, 以局部潮红为宜。

临证加减 **命门火衰者**

1 温和灸 ▸ 命门

将内置艾条的艾灸盒放于命门上灸治10 ~ 15分钟。

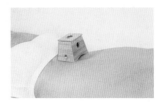

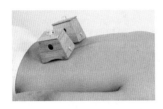

2 温和灸 ▸ 志室

将内置艾条的艾灸盒放于志室上灸治10 ~ 15分钟。

临证加减 **心脾受损者**

1 温和灸 ▸ 心俞

用艾条温和灸法灸治心俞10 ~ 15分钟，至温热为宜。

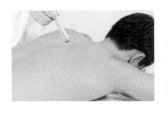

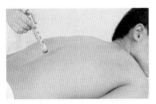

2 温和灸 ▸ 脾俞

用艾条温和灸法灸治脾俞10 ~ 15分钟，至温热为宜。

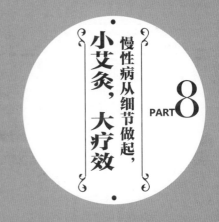

PART 8

慢性病从细节做起，
小艾灸，大疗效

艾灸片刻能让人如释重负，
一根点燃的艾条能让疼痛烟消云散，
时常灸上一灸，暖从心生，温热全身……
一根小小的艾条，如同万能钥匙一般，
随时灸上一灸，
能有效缓解慢性病，
开启健康的大门。

▶醒脑清头目，

缓解高血压

高血压是以动脉血压升高为主要临床表现的慢性全身性血管性疾病，血压高于140/90毫米汞柱即可诊断为高血压。

【依症状探疾病】

●痰浊内蕴型：血压升高，头痛昏蒙，或眩晕而见头重如裹，胸脘满闷，呕恶痰涎，身重困倦，肢体麻木。

●气滞血瘀型：血压升高，头痛如刺，痛有定处，胸闷或痛，心悸，两胁刺痛，四肢疼痛或麻木，夜间尤甚。

穴位定位

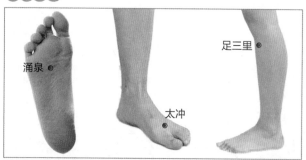

涌泉

太冲

足三里

特效艾灸疗法

1 温和灸▸涌泉

找到涌泉，用艾条温和灸法灸治10~15分钟，以潮红为度。

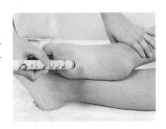

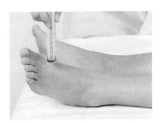

2 温和灸▸太冲

用艾条温和灸法灸治太冲10~15分钟，以潮红为度。

3 悬灸▸足三里

用艾条悬灸法灸治足三里10~15分钟，以潮红为度。

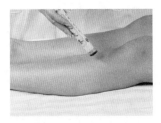

临证
加减 } **痰浊内蕴者**

1 温和灸▸ **丰隆**

用艾条温和灸法灸治丰隆10~15分钟，以潮红为度。

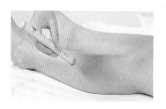

2 温和灸▸ **脾俞**

将内置艾条的艾灸盒放于脾俞上灸治10~15分钟。

临证
加减 } **气滞血瘀者**

1 温和灸▸ **血海**

用艾条温和灸法灸治血海10~15分钟，以潮红为度。

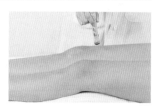

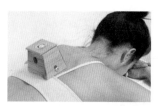

2 温和灸▸ **膈俞**

将内置艾条的艾灸盒放于膈俞上灸治10~15分钟。

▶拒绝胸痛，

改善冠心病

冠心病是由冠状动脉发生粥样硬化，导致心肌缺血的疾病。在临床上冠心病主要特征为心绞痛、心律不齐、心肌梗死等。

【依症状探疾病】

●寒凝心脉型：突然心痛如绞，或心痛彻背，背痛彻心，或感寒痛甚，心悸气短，形寒肢冷，冷汗自出。

●气滞心胸型：心胸满闷不适，隐痛阵发，痛无定处，时欲叹息，遇情志不遂时容易诱发或加重。

穴位定位

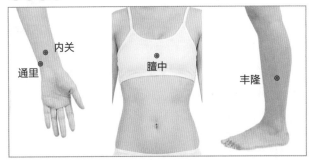

特效艾灸疗法

1 回旋灸▶ 通里

找到通里，用回旋灸法灸治10～15分钟，以出现循经感传现象为佳。

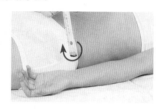

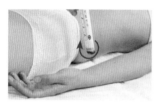

2 回旋灸▶ 内关

找到内关，用回旋灸法灸治10～15分钟，以出现循经感传现象为佳。

3 悬灸▶ 膻中

用悬灸法灸治膻中10～15分钟，以有热感为度。

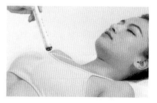

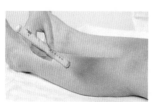

4 温和灸▶ 丰隆

用艾条温和灸法灸治丰隆10～15分钟，以有热感为度。

临证
加减 **寒凝心脉者**

1 **温和灸▶心俞**

将内置艾条的艾灸
盒放于心俞上灸治
10~15分钟。

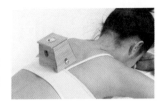

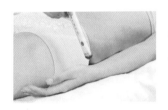

2 **温和灸▶太渊**

用艾条温和灸法灸治
太渊10~15分钟，以
有热感为度。

临证
加减 **气滞心胸者**

1 **温和灸▶肝俞**

将内置艾条的艾灸
盒放于肝俞上灸治
10~15分钟。

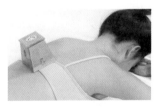

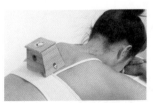

2 **温和灸▶心俞**

将内置艾条的艾灸
盒放于心俞上灸治
10~15分钟。

提防高脂血症，

降脂护血管

血脂主要是指血清中的胆固醇和甘油三酯，无论是胆固醇还是甘油三酯的含量增高，或是两者皆增高，统称为高脂血症。

【选穴分析】患有高血脂的人，血液较黏滞，运行不顺畅。灸治腹部神阙、关元，能减轻外周血管阻力，加快血液循环，促进血脂的利用，疏通血脉；灸治足三里，能健脾胃、化痰湿、活血脉、通经络，减少血脂在体内堆积。

穴位定位

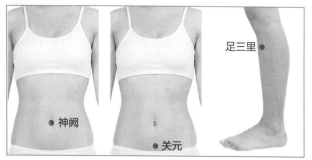

足三里

神阙

关元

特效艾灸疗法

1 **温和灸 ▶ 神阙**

将内置艾条的艾灸盒放于神阙上，灸治10～15分钟，至局部皮肤潮红为止。

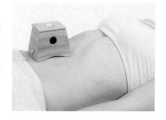

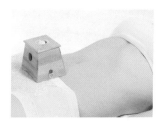

2 **温和灸 ▶ 关元**

将内置艾条的艾灸盒放于关元上，灸治10～15分钟，至局部皮肤潮红为止。

3 **温和灸 ▶ 足三里**

找到足三里，用温和灸法灸治10～15分钟，以皮肤潮红为度。

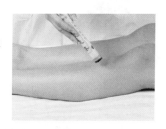

▶告别三多一少，

缓解糖尿病

糖尿病是由于血中胰岛素相对不足，导致血糖过高，出现糖尿，进而引起脂肪和蛋白质代谢紊乱的常见的内分泌代谢性疾病。

【选穴分析】糖尿病，中医分为上消（肺热津伤）、中消（胃热炽盛）、下消（肾虚精亏），本质离不开阴津亏损。灸治大椎、肺俞、脾俞、神阙，能除烦热、健脾胃、调阴阳、补气血，增强糖尿病病人的抵抗力，预防并发症。

穴位定位

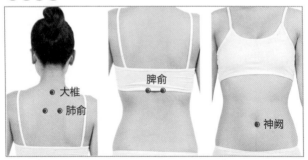

大椎　　肺俞　　脾俞　　神阙

特效艾灸疗法

1 温和灸▶ **大椎**

将内置艾条的艾灸盒放于大椎上，灸治10～15分钟，至有温热感而不灼痛为止。

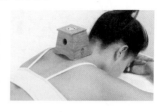

2 温和灸▶ **肺俞**

将内置艾条的艾灸盒放于肺俞上，灸治10～15分钟，至有温热感而不灼痛为止。

3 温和灸▶ **脾俞**

将内置艾条的艾灸盒放于脾俞上，灸治10～15分钟，至有温热感而不灼痛为止。

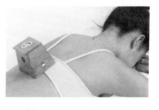

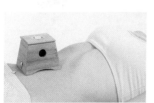

4 温和灸▶ **神阙**

将内置艾条的艾灸盒放于神阙上，灸治10～15分钟，以有温热感而不灼痛为度。

▶通络散风邪,

缓解脑卒中后遗症

脑卒中以突然口眼㖞斜, 肢体运动障碍, 不省人事为特征, 经过治疗, 除神志清醒, 其余症状依然会不同程度地存在, 称为后遗症。

【选穴分析】脑卒中后, 患侧肌肉收缩无力, 经络瘀阻不通, 容易失养萎缩, 需加强脾胃功能, 促进气血的运行。灸治神阙、关元、足三里, 能健脾益气、固本培元; 灸治风池, 能改善头部血液循环, 还能祛风预防损伤。

穴位定位

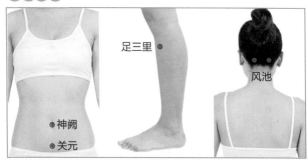

特效艾灸疗法

1 温和灸▸ 神阙

将内置艾条的艾灸盒放于神阙上，灸治10~15分钟。

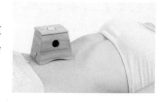

2 温和灸▸ 关元

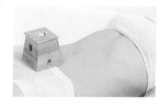

将内置艾条的艾灸盒放于关元上，灸治10~15分钟。

3 悬灸▸ 足三里

用悬灸法灸治足三里10~15分钟，以出现循经感传为佳。

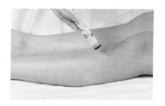

4 悬灸▸ 风池

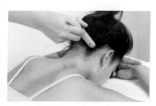

用悬灸法灸治风池10~15分钟，以皮肤潮红为度。

慢性胃炎不难治，

胃部保健穴来帮忙

慢性胃炎是指不同病因引起的各种慢性胃黏膜炎性病变，大多数病人常无症状或有上腹隐痛、食欲减退、餐后饱胀、反酸等不适。

【选穴分析】中脘为八会穴之腑会，为胃之募穴，可用治一切腑病，尤以胃的疾患为先，能和胃健脾、降逆利水；梁门能和胃理气、健脾调中；足三里极具养生价值，能健脾和胃、扶正培元。诸穴合用，能有效缓解慢性胃炎。

穴位定位

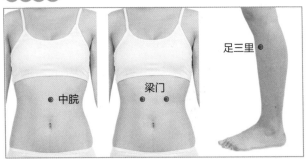

足三里

梁门

中脘

特效艾灸疗法

1 温和灸▶ 中脘

将内置艾条的艾灸盒放于中脘上灸治10~15分钟，以皮肤潮红为度。

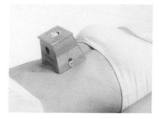

2 温和灸▶ 梁门

将内置艾条的艾灸盒放于梁门上灸治10~15分钟，以皮肤出现红晕为度。

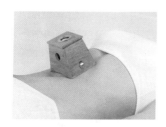

3 温和灸▶ 足三里

用艾条温和灸法灸治足三里10分钟，以皮肤出现红晕为度。

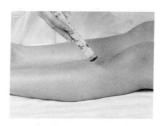

哮喘易犯，

艾灸健体平咳喘

哮喘是指喘息、气促、咳嗽、胸闷等症状突然发生，或原有症状急剧加重，常有呼吸困难，以呼气量降低为其发病特征。

【依症状探疾病】

- **风寒闭肺型**：喘息，呼吸气促，胸部胀闷，咳嗽，痰多稀薄色白，兼有头痛，鼻塞，无汗，恶寒。
- **肺气虚弱型**：喘促气短，气怯声低，喉有鼾声，咳声低弱，痰吐稀薄，自汗畏风，极易感冒。

穴位定位

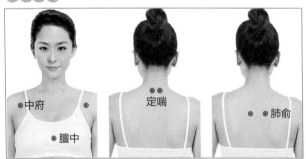

中府　　　定喘　　　肺俞

膻中

特效艾灸疗法

1 温和灸▶ **中府**

用艾条温和灸法灸治中府10～15分钟，以局部潮红为度。

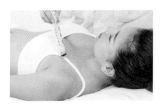

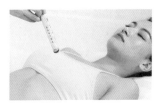

2 温和灸▶ **膻中**

用艾条温和灸法灸治膻中10～15分钟，以局部潮红为度。

3 温和灸▶ **定喘**

找到定喘，将内置艾条的艾灸盒放于穴位上灸治10～15分钟，以局部潮红为度。

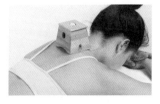

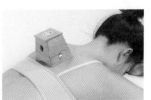

4 温和灸▶ **肺俞**

找到肺俞，将内置艾条的艾灸盒放于穴位上灸治10～15分钟，以皮肤发热为度。

临证
加减 **风寒闭肺者**

1 **温和灸▶ 风门**

将内置艾条的艾灸盒放于风门上，灸治10～15分钟。

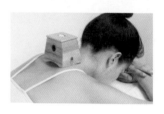

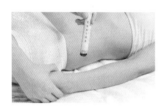

2 **温和灸▶ 列缺**

用艾条温和灸法灸治列缺10～15分钟，以皮肤潮红为度。

临证
加减 **肺气虚弱者**

1 **温和灸▶ 大椎**

用艾条温和灸法灸治大椎10～15分钟，至局部皮肤潮红为止。

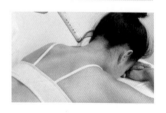

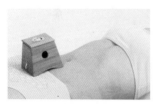

2 **温和灸▶ 气海**

将内置艾条的艾灸盒放于气海上，灸治10～15分钟。

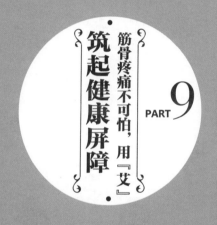

筑起健康屏障

筋骨疼痛不可怕，用『艾』

PART 9

疼痛总是让人难以忍受，特别是从骨头里
透出来的疼痛，总让人有无从下手的感觉。
劳累过后，常感到肌肉酸痛，总要挨个几天才能好。
不经意间，哪里扭伤了，或者腿抽筋了，
"伤筋"总是让人苦恼。
艾能强筋健骨，灸去寒湿，灸通经络，
灸除筋骨疼痛，为健康筑起一道屏障。

颈椎病症状多，

灸通经络很重要

颈椎病，表现为头颈、肩臂、上胸背疼痛或麻木、酸沉、放射性痛，头晕，无力，上肢及手感觉明显减退，部分有肌肉萎缩。

【依症状探疾病】

●落枕型：颈项疼痛，延及上背部，不能俯仰旋转，或伴眩晕或偏头痛，阵发性，外感风寒湿则病情加重。

●痹证型：一侧肩臂放射到手的疼痛、麻木，两臂麻痛较少见，头部微偏向患侧。风寒及劳累可加重症状。

穴位定位

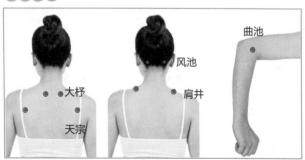

曲池

风池

大杼

肩井

天宗

━━━ 特效艾灸疗法 ━━━

1　温和灸▶ 大杼、天宗

用内置艾条的艾灸盒分别温和灸治大杼、天宗10~15分钟，以肩背舒适为宜。

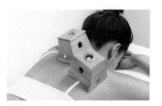

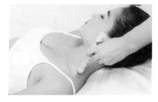

2　温和灸▶ 风池

用艾条温和灸法灸治风池10~15分钟，以感到头清项舒为宜。

3　温和灸▶ 肩井

用艾条温和灸法灸治肩井10~15分钟，以感到肩颈灵便为宜。

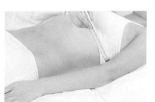

4　温和灸▶ 曲池

用艾条温和灸法灸治曲池10~15分钟，以感到热感上传为佳。

临证加减 ▸ 落枕者

1 回旋灸 ▸ 颈百劳

用艾条回旋灸法灸治颈百劳10～15分钟，有热感为宜。

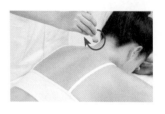

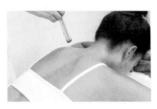

2 温和灸 ▸ 肩中俞

用艾条温和灸法灸治肩中俞10～15分钟，以温热为度。

临证加减 ▸ 痹证者

1 温和灸 ▸ 肩髃

用艾条温和灸法灸治肩髃10～15分钟，以有热感为度。

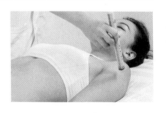

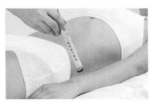

2 温和灸 ▸ 阳池

用艾条温和灸法灸治阳池10～15分钟，以热感上传为佳。

肩周炎年轻化，

常灸肩轻松

肩周炎是肩部关节囊和关节周围软组织的一种退行性、炎症性慢性疾患。表现为患肢肩关节疼痛，昼轻夜重，活动受限，日久可见萎缩。

【依症状探疾病】

●**外感风寒型：** 肩部疼痛，痛牵扯背、臂、颈，有拘急感，受凉加重，得热减轻，肩部活动受限，压痛明显。

●**痰湿阻络型：** 肩痛绵绵难愈，筋骨疼痛，有沉重感，痛处拒按，活动受限，阴雨天或遇冷疼痛加重，得热则舒。

穴位定位

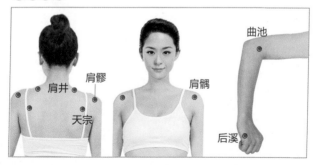

特效艾灸疗法

1 **隔姜灸▶天宗**

用艾条隔姜灸法灸治天宗10～15分钟，以肩背温热舒适为宜。

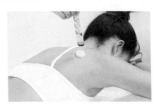

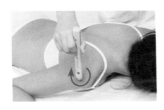

2 **回旋灸▶ 肩髃、肩髎、肩井**

用艾条回旋灸法灸治三穴10～15分钟，以温热为宜。

3 **隔姜灸▶曲池**

用艾条隔姜灸法灸治曲池10～15分钟，以有热感上传为佳。

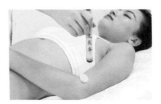

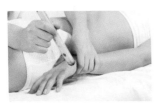

4 **温和灸▶后溪**

用艾条温和灸法灸治后溪10～15分钟，以热感上传肩颈为佳。

临证
加减 **外感风寒者**

1 温和灸 ▶ 大椎

用内置艾条的艾灸盒温和灸治大椎10~15分钟，以温热为度。

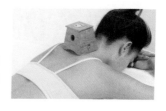

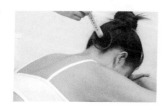

2 回旋灸 ▶ 风池

用艾条回旋灸法灸治风池10分钟，以肩颈舒适为度。

临证
加减 **痰湿阻络者**

1 温和灸 ▶ 神阙

用内置艾条的艾灸盒温和灸治神阙5分钟，腹部温热为宜。

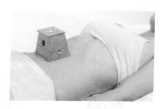

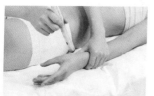

2 温和灸 ▶ 合谷

用艾条温和灸法灸治合谷10分钟，以痛感减轻为度。

醒后落枕很难受，

灸一灸头颈舒

落枕多因睡卧时体位不当，造成颈项部强直酸痛，不能转动自如。颈部感受风寒，外伤，致使经络不通、筋脉拘急，也容易出现落枕。

【选穴分析】灸治病痛周边的大椎、肩中俞、肩外俞、阿是穴，能有效改善局部气血循环，祛风散邪，缓解僵痛。悬钟是八会穴之髓会，髓藏于骨、汇于脑，故灸治悬钟，可清热疏风、通经络、治骨病，缓解落枕疼痛。

穴位定位

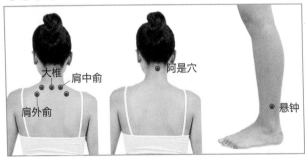

大椎 　肩中俞
肩外俞
阿是穴
悬钟

特效艾灸疗法

1 回旋灸▶ 大椎

用艾条回旋灸法灸治大椎10～15分钟，以颈部温热为宜。

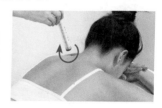

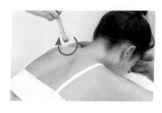

2 回旋灸▶ 肩中俞、肩外俞

用艾条回旋灸法灸治两穴10～15分钟，以舒适为宜。

3 回旋灸▶ 阿是穴

用艾条回旋灸法灸治局部阿是穴10～15分钟，以颈项灵活舒适为宜。

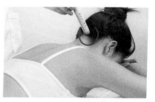

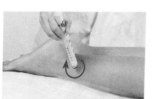

4 回旋灸▶ 悬钟

用艾条回旋灸法灸治悬钟10～15分钟，以有热感上传为佳。

▶膝痛关节炎，

灸来骨健肿痛消

膝关节炎表现为膝关节深部疼痛、压痛，关节僵硬僵直、麻木、伸屈不利，无法正常活动，关节肿胀等。好发于体重偏重者和中老年人。

【选穴分析】 鹤顶、梁丘、内膝眼、外膝眼、足三里、委中居于膝关节上下左右前后位置，灸治这些穴位，能通经络、消积液、利关节、止痹痛。灸治足底涌泉、小腿处承山，能加快炎症和疼痛的消除。

穴位定位

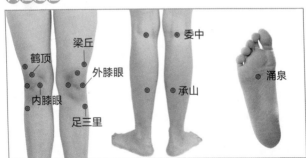

鹤顶　梁丘　外膝眼　内膝眼　足三里　委中　承山　涌泉

特效艾灸疗法

1 隔姜灸▶ 鹤顶

用艾条隔姜灸法灸治鹤顶10～15分钟，以温热为宜。

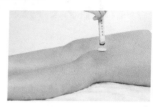

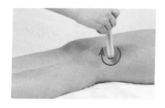

2 回旋灸▶ 梁丘、内膝眼、外膝眼、足三里

用艾条回旋灸法绕膝灸治四穴10～15分钟，以关节舒适为宜。

3 温和灸▶ 委中、承山

用内置艾条的艾灸盒温和灸治委中、承山10～15分钟，以膝关节温热舒适为宜。

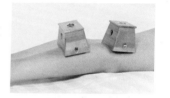

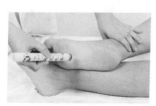

4 温和灸▶ 涌泉

用艾条温和灸法灸治涌泉10～15分钟，以有热感上传为宜。

▶脚踝疼痛多外伤，

活络消肿用艾灸

脚踝疼痛，大多是由于不适当的运动稍微超出了脚踝的承受力引起的。严重者可造成脚踝滑膜炎、创伤性关节炎等疾病。

【选穴分析】灸治踝关节周围的太溪、照海、三阴交、阿是穴，能有效改善局部血液循环，疏通经络，减少疼痛，有炎症者，还能促进炎症的消除。隔姜灸治足三里，能改善下肢血液循环，促进踝关节瘀血肿胀的消除。

穴位定位

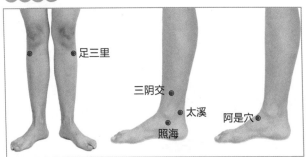

足三里

三阴交

太溪

阿是穴

照海

特效艾灸疗法

1 **隔姜灸▶ 足三里**
用艾条隔姜灸法灸治足三里10～15分钟，以下肢温热为宜。

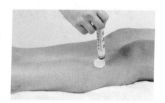

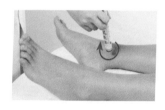

2 **回旋灸▶ 太溪、照海**
用艾条回旋灸法灸治太溪、照海10～15分钟，以踝关节温热舒适为宜。

3 **温和灸▶ 三阴交**
用艾条温和灸法灸治三阴交10～15分钟，以局部温热为宜。

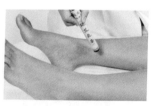

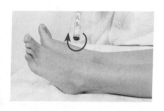

4 **回旋灸▶ 阿是穴**
用艾条回旋灸法灸治局部阿是穴10～15分钟，以踝关节肿痛减轻为宜。

小腿抽筋不再犯，

活血通络肌放松

抽筋，是肌肉自发的强直性收缩现象。小腿抽筋最为常见，有酸胀感或剧烈的疼痛。寒冷、过劳、缺钙、睡姿不良等都可能诱发。

【选穴分析】灸治小腿肌肉处的承山、肌腱处的委中，能有效缓解肌肉痉挛疼痛；阳陵泉为筋会，有舒筋和壮筋的作用，对抽筋有防治作用；灸治脚底涌泉，能温煦下肢，缓解小腿抽痛；灸治足三里，能暖小腿、促吸收以防抽筋。

穴位定位

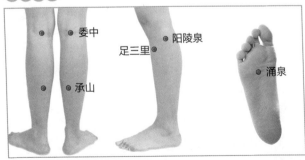

特效艾灸疗法

1 温和灸▶ 承山、委中

用内置艾条的艾灸盒温和灸治承山、委中10～15分钟，以小腿肌肉放松为宜。

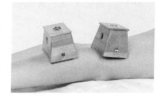

2 温和灸▶ 阳陵泉

用艾条温和灸法灸治阳陵泉10～15分钟，以小腿温热为宜。

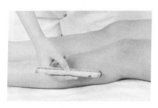

3 温和灸▶ 涌泉

用艾条温和灸法灸治涌泉10～15分钟，以热感上传为佳。

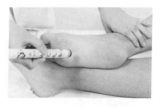

4 温和灸▶ 足三里

用艾条温和灸法灸治足三里10～15分钟，以温热为宜。

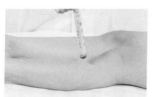

风湿性关节炎犯四肢，

常灸常轻松

此病多以急性发热及关节疼痛起病，好发于膝踝、肩、肘、腕等大关节，以局部红肿灼热，肌肉游走性酸楚疼痛为特征。

【选穴分析】灸治膝、踝、腕、肘、肩关节处的以下八穴，能加快局部炎症消除，有效缓解局部肿痛。此为自身免疫病，灸治足三里、太溪、照海，能健脾补肾、增强免疫，减少炎症疼痛的发生。合谷是止痛要穴，灸之能有效缓解疼痛。

穴位定位

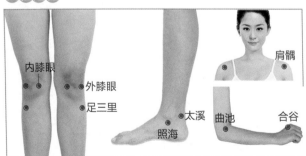

特效艾灸疗法

1 回旋灸▶ 内膝眼、外膝眼、足三里

用艾条回旋灸法灸治膝盖周围的三穴10～15分钟。

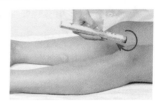

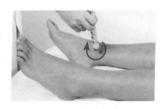

2 温和灸▶ 曲池、合谷

用艾条温和灸法灸治曲池、合谷10～15分钟，以局部温热舒适为宜。

3 回旋灸▶ 太溪、照海

用艾条回旋灸法灸治太溪、照海10～15分钟，以温热为宜。

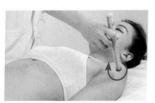

4 回旋灸▶ 肩髃

用艾条回旋灸法灸治肩髃10～15分钟，以温热为宜。

腰椎间盘突出腰腿痛，

补肾壮骨解压迫

此病表现为腰痛，可伴臀部、下肢放射痛。严重者会出现大小便障碍，会阴和肛周异常等症状。主要因肝肾亏损，外感风寒湿邪等所致。

【选穴分析】灸治腰腿经穴肾俞、大肠俞、八髎、委中、阳陵泉、阿是穴，能有效缓解局部酸胀疼痛。腰椎间盘突出，多因骨关节退行性变、韧带（筋）松弛所致，灸治肾俞能补肾壮骨，灸治阳陵泉能强筋健骨，以减缓疾病发作。

穴位定位

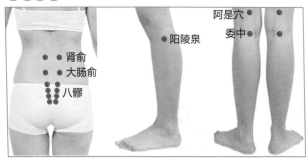

特效艾灸疗法

1 **温和灸▶ 肾俞、大肠俞**

用内置艾条的艾灸盒温和灸治肾俞和大肠俞10~15分钟，以温热为宜。

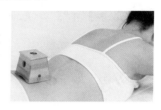

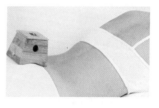

2 **温和灸▶ 委中、阳陵泉**

用内置艾条的艾灸盒温和灸治委中，手持艾条灸治阳陵泉，每处10~15分钟。

3 **温和灸▶ 八髎**

用内置艾条的艾灸盒温和灸治八髎10~15分钟，以局部温热痛减为宜。

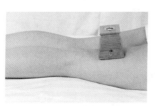

4 **温和灸▶ 阿是穴**

用内置艾条的艾灸盒温和灸治疼痛处的阿是穴10~15分钟，以腰腿痛减轻为宜。

坐骨神经痛要寻因，

灸疗消肿止痹痛

此病指沿坐骨神经通路即腰、臀、大腿后、小腿后外侧和足外侧发生的疼痛症状群，呈烧灼样或刀刺样疼痛，夜间加重，常为一侧疼痛。

【选穴分析】以下六穴都在坐骨神经通路上，灸疗能很好地疏通气血经络，解除神经压迫，缓解神经炎症肿胀，调整神经功能，缓解神经性疼痛不适。且灸治肾俞、足三里、阳陵泉，能健脾肾、强筋骨、增强免疫、减少发病。

穴位定位

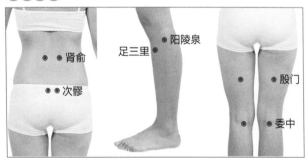

特效艾灸疗法

1 温和灸▶ 肾俞、次髎

用内置艾条的艾灸盒温和灸治肾俞、次髎10～15分钟，以温热舒适为宜。

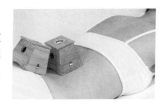

2 温和灸▶ 殷门

用内置艾条的艾灸盒温和灸治殷门10～15分钟，以温热为宜。

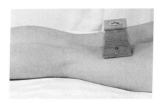

3 温和灸▶ 委中

用内置艾条的艾灸盒温和灸治委中10～15分钟，以有热感上传为佳。

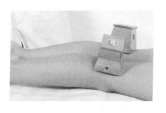

4 温和灸▶ 足三里、阳陵泉

用艾条回旋灸法灸治足三里、阳陵泉10～15分钟。

腰酸背痛很常见，

灸除疲劳酸痛消

腰酸背痛是指脊柱骨和关节及其周围软组织等病损的一种症状，常因劳累过度所致。劳累后加重，休息后减轻。

【依症状探疾病】

● **肾虚腰痛型**：腰酸背痛，畏寒肢冷，小便清长，大便稀溏，或手足心热，烦热胸闷，潮红汗出。

● **风寒湿痹型**：腰酸背痛，穿衣稍缓，多伴怕冷、恶风、咳嗽、疼痛等症状。

穴位定位

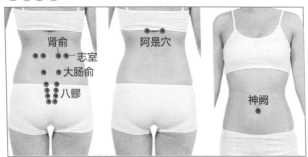

肾俞　志室　大肠俞　八髎　阿是穴　神阙

特效艾灸疗法

1 温和灸▶ 肾俞、志室

用内置艾条的艾灸盒温和灸治肾俞、志室10～15分钟，以腰背温热为宜。

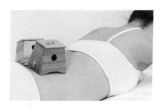

2 温和灸▶ 大肠俞、八髎

用内置艾条的艾灸盒温和灸治大肠俞、八髎10～15分钟，以潮红温热为度。

3 温和灸▶ 神阙

用内置艾条的艾灸盒温和灸治神阙10～15分钟，以热感透背、舒适为佳。

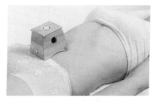

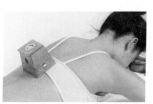

4 温和灸▶ 阿是穴

用内置艾条的艾灸盒温和灸治酸痛处的阿是穴10～15分钟，以痛感减轻为佳。

临证
加减 **肾虚腰痛者**

1 **温和灸▶涌泉**

用艾条温和灸法灸治涌泉10~15分钟，以热感传腰为佳。

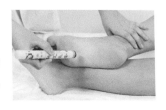

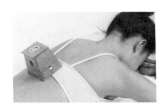

2 **温和灸▶脾俞**

用内置艾条的艾灸盒温和灸治脾俞10~15分钟。

临证
加减 **风寒湿痹者**

1 **温和灸▶肺俞**

用内置艾条的艾灸盒温和灸治肺俞10~15分钟，以温热为度。

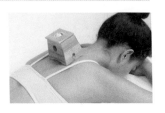

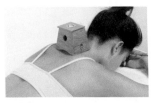

2 **温和灸▶大椎**

用内置艾条的艾灸盒温和灸治大椎10~15分钟，以舒适为宜。

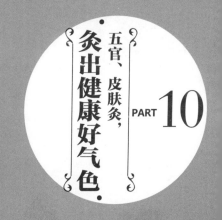

PART 10

五官、皮肤灸，灸出健康好气色

皮肤是人体的第一道屏障，也是"面子工程"，
与人的健康、美丽密切关联。
五官，主要影响的是视、听、嗅、味这四种感觉，
与人的学习、生活、工作息息相关。
五官在脸上，也是影响"印象分"的因素之一。
所以五官、皮肤出问题，让人容颜大损，影响心情，
时常灸一灸，能灸去烦恼，灸出健康好气色。

鼻炎（鼻窦炎），

灸畅呼吸炎症消

鼻炎或鼻窦炎，常出现鼻塞、流涕、嗅觉减退、头痛、咽痛等症状，很容易转变成慢性炎症，常因受寒、劳累、接触过敏原诱发。

【依症状探疾病】

●**肺经风热型**：流黄涕或黏白量多，嗅觉减退，发热，恶寒，头痛，咳嗽，痰多，舌红，苔微黄，脉浮数。

●**脾经湿热型**：流黄涕，浊而量多，鼻塞，头晕头重，胸腔胀闷，小便黄，舌红，苔黄腻，脉滑数。

穴位定位

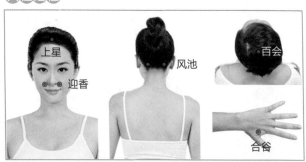

上星　迎香　风池　百会　合谷

特效艾灸疗法

1 回旋灸 ▸ 上星、百会

用艾条回旋灸法灸治上星、百会10～15分钟，以热感向下传导为佳。

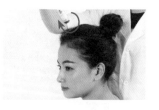

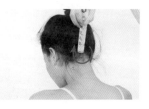

2 回旋灸 ▸ 风池

用艾条回旋灸法灸治风池10～15分钟，以有热感前传为佳。

3 回旋灸 ▸ 迎香

用艾条回旋灸法灸治迎香10～15分钟，以呼吸顺畅为宜。

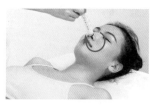

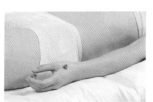

4 直接灸 ▸ 合谷

用艾炷直接灸法灸治合谷10～15分钟，以有热感上传为佳。

临证
加减 **肺经风热者**

1 雀啄灸▶ **大椎**

用艾条雀啄灸法灸治大椎10～15分钟，以呼吸顺畅为度。

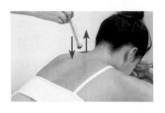

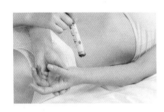

2 温和灸▶ **列缺**

用艾条温和灸法灸治列缺10～15分钟，以有热感为度。

临证
加减 **脾经湿热者**

1 温和灸▶ **脾俞**

用内置艾条的艾灸盒温和灸治脾俞10～15分钟。

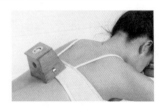

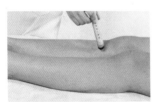

2 温和灸▶ **阴陵泉**

用艾条温和灸法灸治阴陵泉10～15分钟，以温热为宜。

牙痛真难受，

艾也能消炎止痛

牙痛是牙齿、牙周组织及颌骨等疾病所致。表现为牙痛、龋齿、牙龈肿胀出血或萎缩、牙齿松动等；遇冷热酸甜等刺激，疼痛加重。

【依症状探疾病】

●**胃热炽盛型：**牙齿痛甚，牵连头面，牙龈红肿，或出脓渗血，口渴、口臭，大便秘结，舌红苔黄，脉滑数。

●**肾虚火旺型：**牙隐隐微痛，牙龈微红、微肿，久则牙龈萎缩、牙齿松动，伴有心烦失眠、眩晕，舌红少苔。

穴位定位

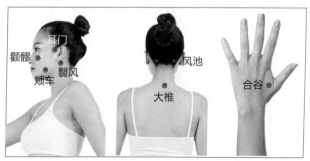

耳门
颧髎
翳风
颊车
风池
大椎
合谷

特效艾灸疗法

1 **回旋灸▸翳风、颊车**
用艾条回旋灸法灸治翳风、颊车10～15分钟，以局部温热痛减为度。

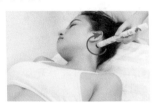

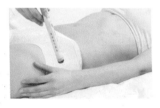

2 **回旋灸▸耳门、颧髎**
用艾条回旋灸法灸治耳门、颧髎10～15分钟，以温热为度。

3 **温和灸▸合谷**
用艾条温和灸法灸治合谷10～15分钟，以牙齿疼痛减轻为度。

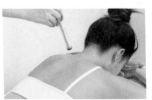

4 **悬灸▸大椎、风池**
将艾条悬于大椎、风池上灸治10～15分钟，以温热为度。

临证加减 ▶ 胃热炽盛者

1 雀啄灸 ▶ 内庭
用艾条雀啄灸法灸治内庭10～15分钟，以温热为度。

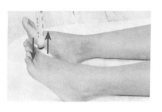

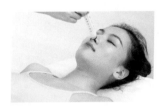

2 悬灸 ▶ 地仓
将艾条悬于地仓上灸治10～15分钟，以痛减为佳。

临证加减 ▶ 肾虚火旺者

1 温和灸 ▶ 涌泉
用艾条温和灸法灸治涌泉10～15分钟，以有热感上传为佳。

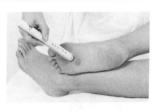

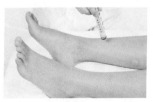

2 温和灸 ▶ 三阴交
用艾条温和灸法灸治三阴交10～15分钟，以温热为宜。

▶中耳炎影响听力，

灸通耳窍消炎症

中耳炎分非化脓性、化脓性。化脓性表现为耳内流脓，还伴有耳内疼痛、胸闷等。非化脓性包括分泌性中耳炎、气压损伤性中耳炎等。

【选穴分析】灸治耳周经穴耳门、翳风、风池，能清热疏风、疏通经络，改善耳部血液循环，加快炎症的消除；灸治合谷，能清除头面热证，利耳开窍；灸治足三里、阴陵泉，能健脾祛湿、增强免疫，减少中耳炎的发病，减少耳内渗液。

穴位定位

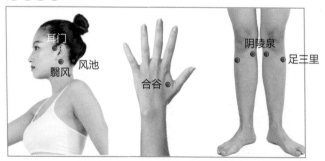

特效艾灸疗法

1 回旋灸▶ 耳门、翳风

用艾条回旋灸法灸治耳门、翳风10~15分钟，以局部温热痛减为度。

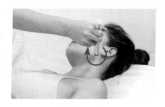

2 悬灸▶ 合谷

将艾条悬于合谷上，灸治10~15分钟，以有热感上传为佳。

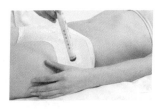

3 回旋灸▶ 风池

用艾条回旋灸法灸治风池10~15分钟，以温热为宜。

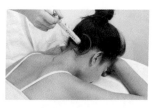

4 温和灸▶ 足三里、阴陵泉

将艾条悬于足三里、阴陵泉上，温和灸治10~15分钟。

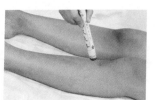

▶口腔溃疡易发病，

灸扶正气散邪毒

口腔溃疡常在口内唇、舌、颊黏膜、齿龈、硬腭等处出现白色或淡黄色大小不等的溃烂点，常伴有烦躁不安、身体消瘦、发热等症。

【选穴分析】口腔溃疡多因免疫力下降、局部感染发炎所致。灸治足三里、三阴交、太溪、涌泉，能健脾益气、补肾滋阴、增强免疫力，防治口腔溃疡。口腔发炎溃烂，多伴有热证，灸治太冲、涌泉，能清热解毒、疏通经络、消炎止痛。

穴位定位

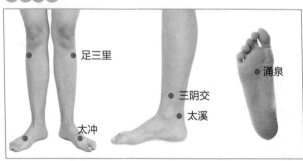

足三里

三阴交

太溪

太冲

涌泉

—— 特效艾灸疗法 ——

1 温和灸▶ 足三里、三阴交

用艾条温和灸法灸治两穴，每处10~15分钟，以温热为宜。

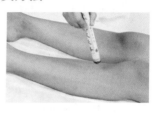

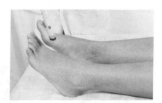

2 温和灸▶ 太溪

用艾条温和灸法灸治太溪10~15分钟，以潮红为宜。

3 温和灸▶ 太冲

用艾条温和灸法灸治太冲10~15分钟，以温热为宜。

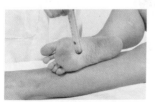

4 温和灸▶ 涌泉

用艾条温和灸法灸治涌泉10~15分钟，以有热感上传为宜。

麦粒肿眼睑红肿热痛，

灸去热毒散肿痛

麦粒肿，俗称针眼，分为外麦粒肿和内麦粒肿，是急性化脓性炎症。外麦粒肿在睫毛毛囊部皮脂腺；内麦粒肿在毛囊附近睑板腺。

【选穴分析】长针眼时切忌挤压，应在脓未成时灸疗。灸治眼周太阳、鱼腰、承泣，以促进血液及淋巴循环、消散肿物；灸治颊车以加快淋巴循环、消炎止痛；灸治合谷、后溪，能清热泻火、通络止痛；灸治风池、大椎，以祛风热、散结肿。

穴位定位

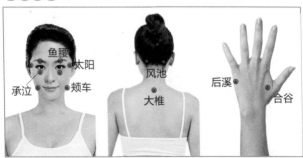

—— 特效艾灸疗法 ——

1 **雀啄灸 ▶ 后溪、合谷**
用艾条雀啄灸法灸治后溪、合谷10～15分钟，以温热为宜。

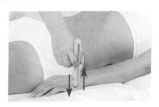

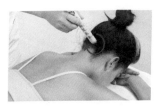

2 **回旋灸 ▶ 风池、大椎**
用艾条回旋灸法灸治风池和大椎10～15分钟，以温热为宜。

3 **回旋灸 ▶ 太阳、鱼腰、承泣**
用艾条回旋灸法灸治三穴10～15分钟，以温热为宜。

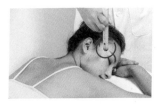

4 **回旋灸 ▶ 颊车**
用艾条回旋灸法灸治颊车10～15分钟，以温热为宜。

黄褐斑脸不净，

灸回无瑕肌肤

黄褐斑是皮肤有黄褐色色素沉着，多因气血循环不佳、内分泌失调所致，与妊娠、月经不调、痛经、失眠、肝病及日晒等相关。

【选穴分析】灸治神阙、足三里、肾俞、脾俞，能健脾益气、温阳通络、调节平衡内分泌，使皮肤气血充足，加快皮肤废物的排泄，减少色素沉着长斑。灸治膈俞、肝俞，能行气活血、化湿排毒，促进气血的运行，加快皮肤排毒。

穴位定位

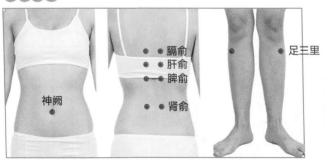

神阙　膈俞　肝俞　脾俞　肾俞　足三里

—— 特效艾灸疗法 ——

1 隔姜灸▶ 神阙

用艾条隔姜灸法灸治神阙10~15分钟，以温热为宜。

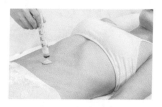

2 隔姜灸▶ 足三里

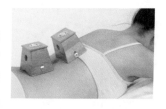

用艾条隔姜灸法灸治足三里10~15分钟，以温热为宜。

3 温和灸▶ 肾俞、脾俞

用内置艾条的艾灸盒温和灸治肾俞、脾俞15分钟，以局部温热发红为宜。

4 温和灸▶ 膈俞、肝俞

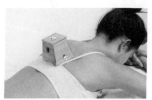

用内置艾条的艾灸盒温和灸治膈俞、肝俞15分钟，以局部温热发红为宜。

荨麻疹瘙痒欲抓，

灸和气血散风邪

荨麻疹，轻者以瘙痒为主，疹块散发出现。发病突然，常因饮食、药物、肠道寄生虫、化学因素、精神因素及全身性疾患等引起。

【选穴分析】荨麻疹为表证，治疗以清热疏风、通络止痒为主。灸治合谷、阳池、列缺、行间、解溪，能祛散风热、疏通气血经络，缓解瘙痒、加快皮疹消除。灸治风池、风府，能祛风散邪、通络止痒。若皮疹色红喜冷，则去姜片施灸。

穴位定位

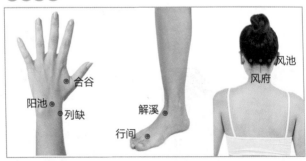

特效艾灸疗法

1 隔姜灸▶ **合谷、阳池**
用艾炷隔姜灸法灸治合谷、阳池10～20分钟，以温热为宜。

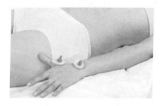

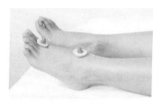

2 隔姜灸▶ **行间、解溪**
用艾炷隔姜灸法灸治行间、解溪10～20分钟，以温热为宜。

3 回旋灸▶ **风池、风府**
用艾条回旋灸法灸治风池和风府15分钟，以局部温热为宜。

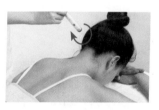

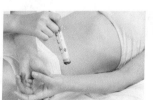

4 温和灸▶ **列缺**
用艾条温和灸法灸治列缺15分钟，以热感上传为佳。

▶带状疱疹烧着痛，

灸去湿热行气血

此病腰部多发，以沿单侧周围神经分布的簇集性小水疱为特征。发病前阶段，常有低热、乏力，将发疹部位有疼痛、烧灼感。

【选穴分析】灸治合谷能清热解毒、通络止痛，用于腰上病灶。灸治阿是穴、带脉，能清热祛湿、通络止痛，多用于疱疹消除后遗留的疼痛。灸治阳陵泉、侠溪，能清肝利胆、清热祛湿、通络止痛，能加快水疱的消除，缓解病变处的疼痛。

穴位定位

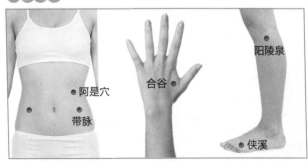

特效艾灸疗法

1　隔蒜灸▶ 合谷

用艾炷隔蒜灸法灸治合谷10~15分钟，以温热为宜。

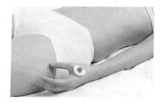

2　回旋灸▶ 阿是穴、带脉

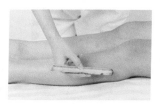

用艾条回旋灸法灸治皮损疼痛处的阿是穴和带脉，灸治10~15分钟，有热感为宜。

3　温和灸▶ 阳陵泉

用艾条温和灸法灸治阳陵泉10~15分钟，以温热为宜。

4　温和灸▶ 侠溪

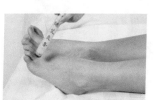

用艾条温和灸法灸治侠溪10~15分钟，以有热感上传为佳。

脚气让人厌，

透气祛湿热

脚气俗称"香港脚"，可传染，主要由真菌感染引起。主要症状是足跖部和脚趾间瘙痒、脱皮、起疱等，甚至可能引起手癣。

【选穴分析】脚气难治愈，易反复发作，治疗以清热燥湿解毒为主。灸治足三里、三阴交、阴陵泉，能清脾热、祛寒湿、增强抵抗力、改善下肢血液循环；灸治阳陵泉，能清肝胆湿热、疏通经络气血；灸治涌泉，能清热排毒、改善足部血液循环。

穴位定位

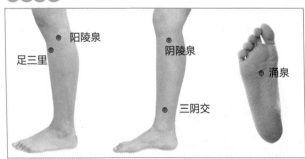

阳陵泉
足三里
阴陵泉
涌泉
三阴交

特效艾灸疗法

1 回旋灸▸ 足三里、阳陵泉

用艾条回旋灸法灸治两穴10～15分钟，以温热为宜。

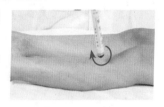

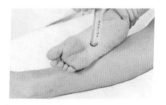

2 温和灸▸ 三阴交

用艾条温和灸法灸治三阴交10～15分钟，以温热为宜。

3 悬灸▸ 涌泉

将艾条悬于涌泉上，灸治10～15分钟，以足部温热为宜。

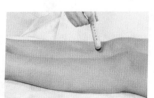

4 温和灸▸ 阴陵泉

用艾条温和灸法灸治阴陵泉10～15分钟，以温热为宜。

褥疮烂皮肤，

勤翻身，灸通气血

褥疮是由于局部组织长期受压，血液循环不畅，引起局部皮肤及皮下组织缺血缺氧、坏死破烂。多见于截瘫、昏迷者。

【选穴分析】灸治受压周围的阿是穴，能缓解压迫，改善血液循环，防止皮肤坏死。灸治手脚下端的涌泉、内关，能行气活血，加快全身血流，从而促进局部受压处的血氧供给。灸治肾俞、脾俞，能补肾固本、疏通经络、益气生血。

穴位定位

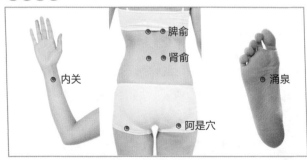

脾俞

肾俞

内关

涌泉

阿是穴

特效艾灸疗法

1 回旋灸▶ 阿是穴

用艾条回旋灸法灸治受压部位周围的阿是穴10～15分钟，以局部温热为宜。

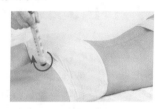

2 温和灸▶ 涌泉

用艾条温和灸法灸治涌泉10～15分钟，以热感上传为宜。

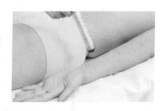

3 温和灸▶ 内关

用艾条温和灸法灸治内关10～15分钟，以热感上传为宜。

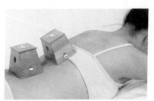

4 温和灸▶ 肾俞、脾俞

用内置艾条的艾灸盒温和灸治肾俞、脾俞10～15分钟，以腰骶部温热为宜。

痤疮毁容颜，

早治不留痕

痤疮又叫青春痘、粉刺、毛囊炎，多发于面部，与皮肤清洁卫生、内分泌失调等有关。青春期，雄性激素水平升高，此时易发病。

【依症状探疾病】

●**湿热蕴结型：**丘疹、脓包并见，红肿热痛，口臭，尿黄，舌红，苔黄腻，脉滑数。

●**肾阴阳失调型：**痤疮与经期有关系，经前或经后皮损加重，可伴见腰胁胀痛、月经不调，舌质不红。

穴位定位

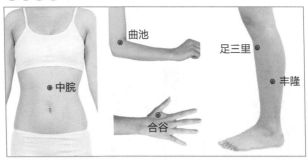

特效艾灸疗法

1 温和灸▶ 中脘

用内置艾条的艾灸盒温和灸治中脘5～10分钟，以温热为宜。

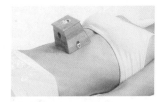

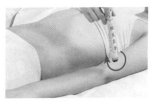

2 回旋灸▶ 曲池

用艾条回旋灸法灸治曲池10～15分钟，以有热感上传为佳。

3 回旋灸▶ 合谷

用艾条回旋灸法灸治合谷10～15分钟，以有热感上传为佳。

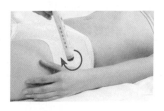

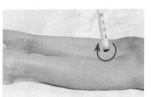

4 回旋灸▶ 足三里、丰隆

用艾条回旋灸法灸治足三里、丰隆10～15分钟，以温热为宜。

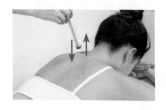

临证加减 湿热蕴结者

1 雀啄灸 ▶ **大椎**
用艾条雀啄灸法灸治大椎10~15分钟，以潮红为度。

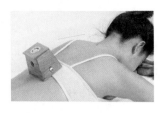

2 温和灸 ▶ **脾俞**
用内置艾条的艾灸盒温和灸治脾俞10~15分钟，有热感为度。

临证加减 肾阴阳失调者

1 温和灸 ▶ **太溪**
用艾条温和灸法灸治太溪10~15分钟，有热感为度。

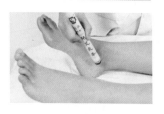

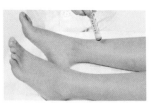

2 温和灸 ▶ **三阴交**
用艾条温和灸法灸治三阴交10~15分钟，以潮红为度。

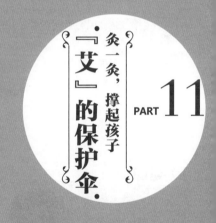

PART 11

灸一灸，撑起孩子·『艾』的保护伞·

小儿身体未发育完全，体质较弱，
容易患感冒等呼吸系统疾病，
消化不良等胃肠道问题。
小儿神经反射中枢未健全，自律能力不强，
容易出现遗尿等尴尬毛病。
为了宝宝能健康快乐地成长，家长可以给孩子
灸一灸，让孩子长得壮、少生病。

▶小儿感冒易反复，

灸除外邪强体质

小儿感冒以病毒入侵为主，也可能是支原体或细菌感染引起。多为风寒感冒或风热感冒。风寒者宜用灸法，风热者则一般不灸。

【选穴分析】灸治大椎、肺俞、风池，能祛风解表、散寒止咳、通络退热。小儿感冒若得及时治疗，能很快痊愈，但因其抵抗力低下，容易再次感冒，灸治神阙、涌泉，能散寒退热，加快感冒症状消除，还能增强抵抗力，预防反复感冒。

穴位定位

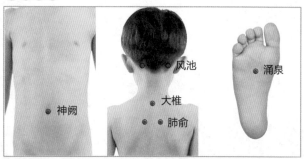

风池

大椎

肺俞

神阙

涌泉

特效艾灸疗法

1 **温和灸▶ 大椎、肺俞**
用内置艾条的艾灸盒温和灸治大椎和肺俞10～15分钟，以背部温热为宜。

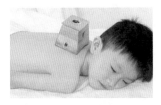

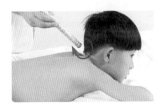

2 **回旋灸▶ 风池**
用艾条回旋灸法灸治风池10～15分钟，以头部温热舒适为宜。

3 **温和灸▶ 神阙**
用内置艾条的艾灸盒温和灸治神阙10～15分钟，以腹部温热舒适为宜。

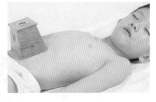

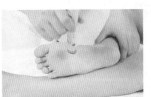

4 **温和灸▶ 涌泉**
用艾条温和灸法灸治涌泉10～15分钟，以有热感上传为宜。

▶小儿咳嗽不吃药，

艾灸止咳见效快

小儿咳嗽多因呼吸道有异物或受到过敏性因素的刺激引起。呼吸系统疾病大部分都会引起呼吸道急、慢性炎症，均可引起咳嗽。

【依症状探疾病】

●**风寒束肺型**：吹风受寒易诱发，有时痛连项背，恶风寒，喜裹头，口不渴。

●**痰湿阻肺型**：咳嗽痰多，色白，呈泡沫状，易于咳出，咳声重浊，胸部满闷或喘促气短，纳呆腹胀。

穴位定位

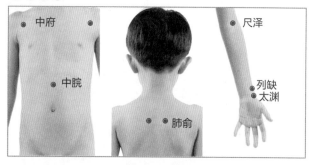

● 中府　　● 尺泽

● 中脘

● 列缺
● 太渊

● 肺俞

特效艾灸疗法

1 温和灸▸ 肺俞

用内置艾条的艾灸盒温和灸治肺俞10~15分钟，以温热为宜。

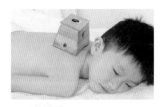

2 温和灸▸ 中府

用艾条温和灸法灸治中府10~15分钟，以温热为宜。

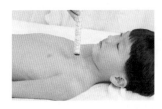

3 温和灸▸ 中脘

用内置艾条的艾灸盒温和灸治中脘10~15分钟，以胸腹温热舒适为宜。

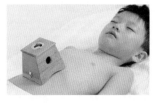

4 温和灸▸ 尺泽、列缺、太渊

用艾条温和灸法灸治三穴，每穴10~15分钟，以温热为宜。

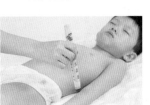

风寒束肺者

1 温和灸 ▶ 神阙

用内置艾条的艾灸盒
温和灸治神阙10~15
分钟，以温热为宜。

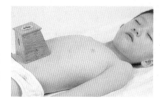

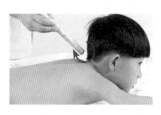

2 回旋灸 ▶ 风池

用艾条回旋灸法灸治
风池10~15分钟，以
有热感为度。

痰湿阻肺者

1 温和灸 ▶ 丰隆

用艾条温和灸法灸治
丰隆10~15分钟，以
有热感为度。

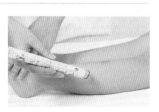

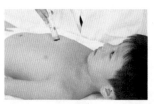

2 温和灸 ▶ 膻中

用艾条温和灸法灸治
膻中10~15分钟，以
潮红为度。

小儿哮喘多遗传，

灸来体壮少发作

小儿哮喘常反复发作，迁延难愈，病因复杂，较危险，发病常与环境有关，表现为反复发作性喘息、呼吸困难、气促、胸闷或咳嗽。

【依症状探疾病】

● **阳气亏虚型：** 缓解期，气短多汗，形寒肢冷，常感冒，神疲乏力，腹胀纳差，面色苍白，便溏，脉弱。

● **阴虚火旺型：** 缓解期，面色潮红，咳嗽时作，甚而咯血，夜间盗汗，消瘦气短，手足心热，夜尿多，少苔。

穴位定位

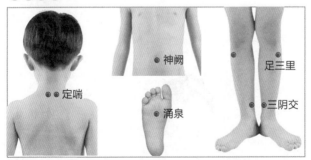

● 定喘
● 神阙
● 足三里
● 涌泉
● 三阴交

特效艾灸疗法

1 **温和灸▸ 神阙**

用内置艾条的艾灸盒温和灸治神阙10~15分钟,以腹部温热舒适为宜。

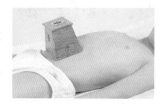

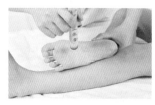

2 **温和灸▸ 涌泉**

用艾条温和灸法灸治涌泉10~15分钟,以有热感上传为宜。

3 **温和灸▸ 足三里、三阴交**

用艾条温和灸法灸治两穴,每穴10~15分钟,以温热为宜。

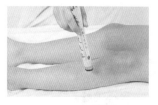

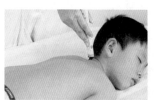

4 **温和灸▸ 定喘**

用艾条温和灸法灸治定喘10~15分钟,以温热为宜。

临证
加减 **阳气亏虚者**

1 **温和灸▶肾俞**

用内置艾条的艾灸盒温和灸治肾俞10~15分钟，以温热为宜。

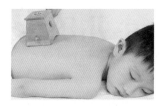

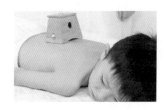

2 **温和灸▶脾俞**

用内置艾条的艾灸盒温和灸治脾俞10~15分钟，以温热为度。

临证
加减 **阴虚火旺者**

1 **温和灸▶照海**

用艾条温和灸法灸治照海10~15分钟，以有热感为度。

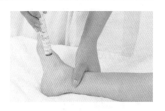

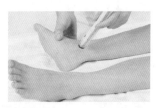

2 **温和灸▶太溪**

用艾条温和灸法灸治太溪10~15分钟，以潮红为度。

小儿厌食仔细辨，

养好习惯健脾胃

小儿厌食症为小儿长时间食欲减退或消失，食量减少，是一种慢性消化性功能紊乱综合征。常见于1~6岁的小儿，长期厌食会影响身体和智力发育。

【选穴分析】小儿厌食，除不良的饮食习惯引起外，通常是脾虚胃滞所致。灸治中脘、神阙、足三里、脾俞、胃俞等与脾胃相关的经穴，能有效健脾和胃、消食导滞，促进胃肠的蠕动和消化吸收。脾胃好，胃口很容易就恢复了。

穴位定位

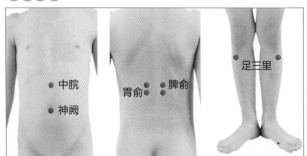

特效艾灸疗法

1 温和灸▶ 中脘

用内置艾条的艾灸盒温和灸治中脘10～15分钟，以温热为宜。

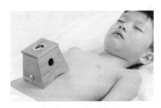

2 温和灸▶ 神阙

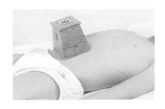

用内置艾条的艾灸盒温和灸治神阙10～15分钟，以温热为宜。

3 温和灸▶ 足三里

用艾条温和灸法灸治足三里10～15分钟，以有热感上传为佳。

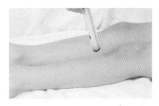

4 温和灸▶ 脾俞、胃俞

用内置艾条的艾灸盒温和灸治脾俞、胃俞10～15分钟，以局部温热为宜。

小儿消化不良调饮食，

灸行胃气消胃胀

小儿消化不良，表现为餐后饱胀、进食量少，偶有呕吐、哭闹不安等。发生营养不良的概率较高，也容易影响小儿生长发育。

【依症状探疾病】

●**肝气犯胃型**：小儿情绪压抑，性格孤僻抑郁，久而胸脘胀痛，食后腹胀加剧，随情志因素而变化，脉弦滑。

●**脾虚湿滞型**：胃脘痞满，餐后早饱，嗳气，不思饮食，口淡无味，四肢乏力沉重，舌苔白腻。

穴位定位

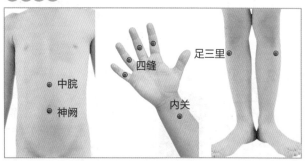

特效艾灸疗法

1 温和灸▸ 中脘、神阙

用内置艾条的艾灸盒温和灸治中脘、神阙10～15分钟，以温热为宜。

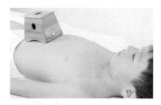

2 悬灸▸ 足三里

将艾条悬于足三里，灸治10～15分钟，以有热感上传为佳。

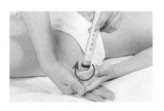

3 回旋灸▸ 四缝

用艾条回旋灸法灸治两手四缝10～15分钟，以温热为宜。

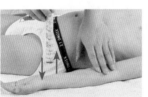

4 雀啄灸▸ 内关

用艾条雀啄灸法灸治内关10～15分钟，以腹胀感减轻为宜。

肝气犯胃者

1 **温和灸▶ 章门**

用艾条温和灸法灸治
章门10～15分钟，以
潮红为度。

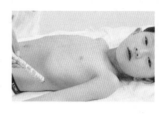

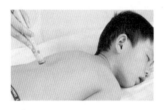

2 **温和灸▶ 胆俞**

用艾条温和灸法灸治
胆俞10～15分钟，以
有热感为度。

脾虚湿滞者

1 **温和灸▶ 脾俞**

用内置艾条的艾灸盒温
和灸治脾俞10～15分
钟，以有热感为度。

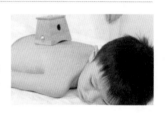

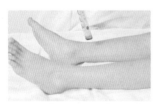

2 **温和灸▶ 三阴交**

用艾条温和灸法灸治
三阴交10～15分钟，
以局部潮红为度。

小儿便秘辨虚实，

调和胃肠助气行

小儿便秘表现为排便次数减少、粪便量减少、粪便干结等。新生儿正常排便为出生一周后4~6次/天，3~4岁的小儿1~2次/天为正常。

【依症状探疾病】

●**脾胃虚弱型：**大便努挣难下，体虚气短，饮食不佳，大便不干，面色无华，倦怠乏力。

●**胃肠气滞型：**腹胀肠鸣，大便难，脘腹痞满，按之不痛，便后腹部稍感舒适，食少纳呆，或腹痛。

穴位定位

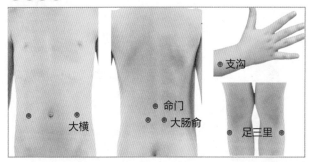

大横　命门　大肠俞　支沟　足三里

特效艾灸疗法

1 **温和灸▶ 大横**
用艾条温和灸法灸治大横10~15分钟，以温热为宜。

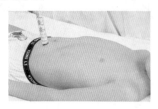

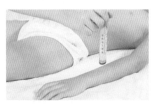

2 **温和灸▶ 支沟**
用艾条温和灸法灸治支沟10~15分钟，以温热为宜。

3 **温和灸▶ 足三里**
用艾条温和灸法灸治足三里10~15分钟，以有热感上传为佳。

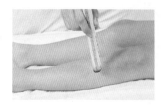

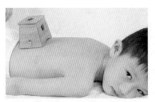

4 **温和灸▶ 命门、大肠俞**
用内置艾条的艾灸盒温和灸治命门和大肠俞10~15分钟，以热感透腹为佳。

临证
加减 **脾胃虚弱者**

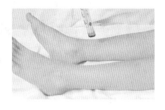

1 **温和灸▶ 三阴交**
用艾条温和灸法灸治
三阴交10～15分钟，
以潮红为度。

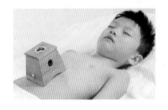

2 **温和灸▶ 中脘**
用内置艾条的艾灸盒温
和灸治中脘10～15分
钟，以有热感为度。

临证
加减 **胃肠气滞者**

1 **温和灸▶ 天枢**
用艾条温和灸法灸治
天枢10～15分钟，以
有热感为度。

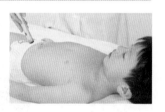

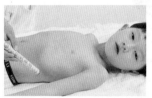

2 **温和灸▶ 章门**
用艾条温和灸法灸治
章门10～15分钟，以
局部潮红为度。

小儿遗尿定时溺,

灸补肾元固下焦

小儿遗尿指小儿睡梦中小便自遗,醒后方觉,次数≥3次/月。多见于3岁以上的儿童,男孩多于女孩。培养小儿规律排尿,能预防此病。

【选穴分析】灸治百会能升阳固涩、调节神经功能以司膀胱开闭;灸治命门、关元、中极,能益气补肾、温阳化气、固涩止遗;灸治足三里、三阴交、太溪,能健脾胃、补肝肾、养气血、通经络,以固下焦、助膀胱气化。

穴位定位

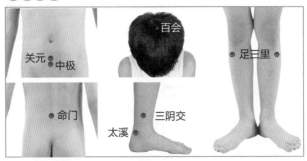

关元　中极　百会　足三里　命门　太溪　三阴交

特效艾灸疗法

1 温和灸▸ **百会**

用艾条温和灸法灸治百会10分钟，以温热为宜。需注意艾条与头发保持距离，以防烫伤毛发、头皮。

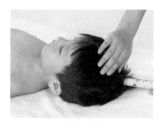

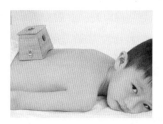

2 温和灸▸ **命门**

用内置艾条的艾灸盒温和灸治命门10分钟，以热感透腹为佳。需注意触摸温度，以防烫伤小儿娇嫩的肌肤。

3 温和灸▸ **关元、中极**

用内置艾条的艾灸盒温和灸治关元、中极10分钟，以温热潮红为度。

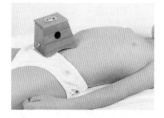

——— 特效艾灸疗法 ———

4 **温和灸▸ 足三里**
用艾条温和灸法灸治
足三里10分钟，以局
部温热为宜，以有热
感上传为佳。

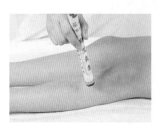

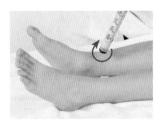

5 **回旋灸▸ 三阴交**
点燃艾条，用艾条回
旋灸法灸治三阴交10
分钟，以温热为宜。
需注意触摸温度，以
防过热导致肌腱韧带
松弛萎缩。

6 **回旋灸▸ 太溪**
用艾条回旋灸法灸治
太溪10分钟，以温热
为宜。

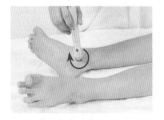